常见皮肤病性病防治 200 问
（第 2 版）

主　编　张云平　石翠华

副主编　杨　俊　贝晓华　王　冲　马　云

编　委（按姓氏汉语拼音排序）

贝晓华　初瑞雪　郭荣慧　侯丽红

刘文慧　马　云　石翠华　王　冲

王益昌　徐风华　徐美容　杨　俊

张建栋　张云平

北京大学医学出版社

CHANGJIAN PIFUBING XINGBING FANGZHI 200 WEN

图书在版编目（CIP）数据

常见皮肤病性病防治 200 问 / 张云平，石翠华主编．
—2 版．—北京：北京大学医学出版社，2018.3（2019.3 重印）
ISBN 978-7-5659-1749-3

Ⅰ．①常…　Ⅱ．①张…　②石…　Ⅲ．①皮肤病 - 防治问题解答　②性病 - 防治 - 问题解答　Ⅳ．① R75-44

中国版本图书馆 CIP 数据核字（2017）第 329847 号

常见皮肤病性病防治 200 问（第 2 版）

主　　编：张云平　石翠华
出版发行：北京大学医学出版社
地　　址：（100191）北京市海淀区学院路 38 号　北京大学医学部院内
电　　话：发行部 010-82802230；图书邮购 010-82802495
网　　址：http://www.pumpress.com.cn
E-mail：booksale@bjmu.edu.cn
印　　刷：中煤（北京）印务有限公司
经　　销：新华书店
责任编辑：冯智勇　责任校对：金彤文　责任印制：李　啸
开　　本：880mm×1230mm　1/32　印张：5.5　字数：138 千字
版　　次：2018 年 3 月第 2 版　2019 年 3 月第 3 次印刷
书　　号：ISBN 978-7-5659-1749-3
定　　价：18.00 元

前　言

　　健康是最大的幸福，失去了健康，一切都是空中楼阁。那些曾经或正在被病痛折磨的人会有刻骨铭心的感受，只有掌握了足够的健康知识，才能懂得如何去呵护自己的身体，使其保持最佳状态，为生活提供强有力的保证。

　　本书由具有丰富临床经验的皮肤病性病专业人员编写，内容简明扼要，通俗易懂。以问答的形式，对皮肤、汗腺、毛发、爪甲等的常见病、多发病以及性传播疾病等问题做了讲解。本书第1版出版后，深受广大读者的欢迎，发行量达10余万册。对传播皮肤病性病防治知识起到了推动作用。第2版在保留第1版特色的基础上，根据近年来皮肤病性病谱变化和临床诊疗进展，对内容进行了较大更新，包括最新的诊断和治疗方法，以及读者关注的皮肤美容和护理方面的问题。并专门增加了"皮肤科合理用药"部分，以帮助读者了解皮肤科药物知识，指导患者合理用药。本书既可帮助皮肤病性病患者及其家属对所患疾病有所了解，以正确的态度对待疾病，争取早日痊愈，也有助于正常人了解有关皮肤病性病的知识，加强预防。同时，本书也可供中初级临床医生参考。

　　因水平有限，写作时间仓促，不足之处敬请读者批评指正。

编　者

目　　录

一

皮肤基本知识

1. 你知道皮肤有多大、多重、多厚吗？

皮肤覆盖于人体的表面，是人体最大的器官，在口、鼻、肛门、尿道口、阴道口等处与体内管腔黏膜相移行。成人的皮肤总面积为 $1.5 \sim 2.0m^2$，新生儿约 $0.21m^2$，皮肤面积的大小与身高、体重成正比。其重量占体重的 $14\% \sim 16\%$，一个体重为 60 千克的成年人皮肤约重 8.5 千克。

皮肤的厚度因性别、年龄、职业而异，一般为 $0.5 \sim 4mm$。掌跖部最厚，眼睑部最薄。儿童的皮肤比成人薄，同龄女性皮肤比男性略薄。

2. 皮肤有哪些功能？

皮肤具有重要的生理功能，包括：

（1）屏障功能：皮肤可以保护体内各种器官和组织免受有害因素的刺激，也可以防止体内水分、电解质及营养物质的丢失。

1

（2）吸收功能：皮肤具有吸收功能，经皮吸收是皮肤外用药物治疗的基础。角质层是经皮吸收的主要途径，其次是毛囊、皮脂腺、汗腺。

（3）感觉功能：皮肤的感觉可以分为两类，一类是单一感觉，皮肤中感觉神经末梢和特殊感受器感受体内外的单一性刺激，产生不同性质的感觉，如触觉、痛觉、压觉、冷觉和温觉；另一类是复合感觉，皮层中不同类型的感觉神经末梢或感受器共同感受的刺激传入中枢后，由大脑综合分析形成的感觉，如湿、糙、硬、软、光滑等。

（4）分泌和排泄功能：主要是通过汗腺和皮脂腺完成。

（5）体温调节功能：一方面皮肤通过遍布全身的外周温度感受器感受外界温度变化，另一方面通过血管舒缩反应、寒战或出汗等反应对体温进行调节。

（6）免疫功能：皮肤是重要的免疫器官，包括免疫细胞和免疫分子两部分，它们形成一个复杂的网络系统，并与体内其他免疫系统相互作用，共同维持皮肤微环境和机体内环境的稳定。

3. 皮肤为什么会有不同的颜色？

人类的正常皮肤主要有黄、白、黑三种颜色，这主要是因为皮肤内黑素的数量及分布情况不同所致，而皮肤中其他色素，如胡萝卜素的含量、真皮血管床血液供给等也对皮肤的颜色有所影响。黑素是一种蛋白质衍生物，呈褐色或黑色，是由黑素细胞产生的。由于黑素的数量、类型及分布情况不同，决定了不同的肤色。黄种人皮肤内的黑素主要分布在表皮基底层，棘层内较少；黑种人则在基底层、棘层及颗粒层都有大量黑素存在；白种人皮肤内黑素分布情况与黄种人相同，只是黑素的数量比黄种人少。

人体皮肤的不同部位，颜色的深浅不同，在颈、手背、腹股沟、脐窝、关节面、乳头、乳晕、肛周及阴部等处颜色较深，掌跖部皮肤肤色最浅，因不同部位黑素细胞的数目不同所致。如头皮及阴部1平方毫米内约有2000个黑素细胞，其他部位为1000个，在黏膜处也有黑素细胞存在。

当皮肤受到阳光和紫外线长时间照射后，可使黑素细胞内酪氨酸酶的活性增强，使黑素产生增加，故长年在室外工作的人皮肤颜色较深。

4. 皮肤分为哪几种类型？

根据皮肤所含水分的多少、pH值、皮脂腺分泌的状况，将皮肤分为五种类型。

（1）干性皮肤：角质层含水量低于10%，pH值＞6.5。油脂分泌少，干燥、脱屑、无光泽，对外界刺激较敏感，易老化出现皱纹。干性皮肤宜选用滋润型、油性大一些的护肤品，可含有保湿、抗衰老、防晒成分。

（2）油性皮肤：角质层含水量达20%，pH值＜4.5。皮脂腺分泌旺盛，外观油腻光亮，毛孔粗大，弹性好，对日光、风有较强抵抗力。可选用粉剂、水剂化妆品或奶液。多吃含维生素B的食物，少吃脂肪性食物，特别是动物脂肪。

（3）中性皮肤：为美容保健的理想皮肤，角质层含水量达20%以上，pH值为4.5～6.5。皮脂腺分泌适宜，耐晒，对外界刺激不敏感。化妆品选择范围大，应依不同季节选择适合自己的化妆品，坚持日常保养护理，保持完美肤质。

（4）混合性皮肤：一个人存在两种类型的肤质，如面中央表现为油性皮肤，双面颊等处皮肤表现为干性或中性皮肤。选择化妆品时，对不同的部位根据其特性分别对待，中央部位选择同油性皮肤，边缘部位选择同干性或中性皮肤。

（5）敏感性皮肤：多见于过敏体质者，皮肤通常极干燥、娇嫩，在外界各种刺激如日光、冷、热及使用化妆品后，局部皮肤发红、瘙痒，有红斑、丘疹及渗出，自我感觉不能耐受任何皮肤护理产品及化妆品。最好在医生指导下选用医学护肤品。

5. 男女皮肤有哪些不同？

男性皮肤与女性皮肤是有差异的。最大不同在于男性皮肤毛囊和皮脂腺发达，面部生有胡须，皮脂分泌旺盛，大多数男性的皮肤偏油性，毛孔易被油污堵塞形成粉刺或暗疮，若护理不慎，脸部常会留下凹陷瘢痕。男性体内的雄激素含量高于女性，因此男性的痤疮发病率明显高于女性。此外，头皮的皮脂过多还会引起头屑增多，影响头发的健康，甚至造成脱发。男性的皮肤天生较女性粗厚、结实，更富有弹性，男性的皮肤油性大、毛多、毛孔大，易受污染，尤其是脂溶性的有害物质和多种微生物积蓄，从而增加炎症感染的机会。

6. 老年人的皮肤为什么越来越干燥？

皮脂腺分泌和排泄的产物称为皮脂，是一种混合物，含多种脂类物质，主要有饱和及不饱和的游离脂肪酸、甘油酯类、固醇类、角鲨烯等。皮脂排泄到皮肤表面，一部分附着在毛发上，起润泽毛发的作用；另一部分与汗腺及角质层排出的水分及多种物质共同形成一种覆盖于体表的角化脂质膜，其作用是润滑皮肤，保持水分，防止皮肤干燥、皲裂。

　　皮脂的分泌和排泄受神经内分泌的支配，并与人种、年龄、性别及温度等因素密切相关。皮脂腺是睾酮的靶器官，雄激素可促使皮脂腺增生肥大，分泌活动增加，大量的雌激素则抑制皮脂腺的分泌。青春期雄激素水平偏高，皮脂分泌最旺盛。在颜面、胸背等脂溢部位由于皮脂分泌过多而阻塞毛孔形成痤疮。而老年人随年龄的增长，雄激素水平下降，皮脂腺逐渐萎缩，皮脂分泌量逐渐减少，所以老年人皮肤会越来越干燥。皮脂腺的分泌与环境温度关系密切，皮温上升皮脂量增加，皮温上升1℃，皮脂分泌量增加10%，所以老年人冬季皮肤越来越干燥。

7. 起鸡皮疙瘩是怎么回事？

　　人们在看恐怖电影时，经常会觉得毛骨悚然、不寒而栗，浑身起鸡皮疙瘩，其实这是因为立毛肌的收缩活动引起的。

　　立毛肌是与毛囊有关的一种平滑肌，是由纤细的梭形肌纤维束所构成的。其一端起自真皮的乳头层，另一端插入毛囊中部侧面的结缔组织鞘内，与皮面形成钝角，因此当立毛肌收缩时，使毛发在皮面上直立，梭形肌细胞在其起端和终端都变成弹性硬蛋白纤维，后者插入肌细胞间隙内，并被固定，形成肌腱结合点。当肌肉松弛时，由于周围真皮的弹性回位，毛发回到原处，围绕外毛根鞘的弹性硬蛋白纤维牢固地附着于表皮细胞，实际上它的弹性较小而张力较大。肌肉的终端插入强直的毛囊，但其表皮下的起端不强直，所以在立毛肌收缩时，皮肤被扭转而产生鸡皮样外观。

　　立毛肌活动受肾上腺素能交感神经支配，当发生恐惧等精神情绪变化时，交感神经兴奋，肾上腺素水平增高，立毛肌收缩，毛发直立，即发生所谓的毛骨悚然、起鸡皮疙瘩现象。

8. 人体哪个部位触觉最敏感?

正常皮肤内分布有感觉神经及运动神经,它们的神经末梢和特殊感觉器广泛地分布在表皮、真皮及皮下组织内,以感知体内外的各种刺激,引起相应的神经反射,维持机体的健康。因此皮肤有六种基本感觉,即触觉、痛觉、冷觉、温觉、压觉及痒觉。

触觉是皮肤的基本感觉之一。皮肤表面散布触点,触点的大小是不同的,有的直径可以大到0.5毫米,其分布也不规则,一般指腹处最多,其次是头部,而小腿及背部最少。所以指腹的触觉最为敏感,而小腿及背部最为迟钝。用线头接触手指腹会有明显的触觉,而接触小腿则完全无知觉。这也是为什么人们在打麻将时不用看牌也可以通过手指触摸知道是不是自己所需要的牌,而用两个相距0.5厘米的钝针触压背部皮肤却误认为是一个物体的原因所在。

9. 皮肤爱出油怎么办?

人体皮肤除掌、跖等部位和爪甲外,都有皮脂腺,特别是面部、头部、胸背部及阴部分布更多。因内分泌失调或神经精神疾患及某些疾病的影响,皮脂腺功能紊乱,皮脂分泌过多,头发及面部会像涂上一层油,这种现象称为油性脂溢。

有油性脂溢的人,皮肤不易出现皱褶,看上去显得年轻,但常常容易长"壮疙瘩",脱发,皮肤痒,长疖子。有的还伴有一些其他症状,很惹人心烦。

有油性脂溢的人要少吃动物脂肪类和含糖高的食物,多吃蔬菜、水果及含蛋白质丰富的食物。洗头不要过勤,洗脸最好用温水,肥皂要选用中性或硫黄皂,不要用香脂类化妆品。

中医认为本病多因湿热内蕴、上蒸肌肤所致，往往建议患者内服清热除湿的药，外用透骨草、侧柏叶、皂角煎水洗患处。

10. 怎样保护干性皮肤？

有的人皮脂腺分泌少，皮肤干燥，毛孔不明显，看上去肤色白中透红，显得又细又嫩。不过，这种皮肤经不起风吹日晒，并常因情绪波动或环境变迁而发生明显变化，皮肤易出现烧灼感、干燥、脱屑或瘙痒等，保护不好容易出现早期衰老的现象，如皮肤松弛、颜面出现皱纹。

属干性皮肤的人，饮食宜多样化，多吃富有脂肪及维生素A、B 的食物，克服偏食的不良习惯。洗澡过勤，且水温过热，对干性皮肤者是无益的，冬天以 5～7 天洗一次澡为宜。以中性肥皂或多脂肥皂为好，否则易将附着于皮肤上的油脂洗掉，感到瘙痒。洗浴后最好用些润肤剂，如擦些兑水甘油（一般用 30% 甘油溶液）。千万不能用纯甘油，纯甘油涂到皮肤上非但不能起润泽作用，反而吸收皮肤里的水分，使皮肤更为干燥。

11. 哪些护肤品最易吸收？

皮肤主要通过三种途径吸收外界物质，即角质层、毛囊皮脂腺及汗管口。市场上的护肤品根据赋形剂的不同可以分为水质类、油脂类及水油混合类（即霜类）三大类，其吸收途径也是不同的。水质护肤品是通过角质层吸收的，油脂类护肤品是通过毛囊皮脂腺透入，而霜类护肤品是通过上述两种途径被吸收的。护肤品搽于皮肤表面后被吸收的程度取决于护肤物质、赋形剂和角质层三者之间的作用，包括以下四个方面：

（1）护肤物质在赋形剂中的溶解度：药物在赋形剂中越易溶解，就越易保留在赋形剂中，也就越易随赋形剂分子一起进入表皮。

（2）护肤物质在角质层中的溶解度：脂溶性物质在角质层溶解度明显高于单纯水溶性物质，其吸收程度也较好，而既能在油脂中又能在水中溶解的物质是最好吸收的。

（3）赋形剂的吸收情况：一般来说水和油脂都容易被皮肤吸收，其规律是：羊毛脂＞凡士林＞植物油＞液体石蜡。

（4）护肤物质的浓度：一般来说浓度越高，越易被吸收，但价格较贵，也易造成浪费。

从以上几个方面我们可以知道，凡是在水中和油脂中皆能高浓度溶解的护肤物质，即以水和羊毛脂的混合赋形剂制成的水包油或油包水的霜类护肤品最易被吸收。

12. 用搓澡巾洗澡是好习惯吗？

很多人喜欢在洗澡时用搓澡巾用力擦洗皮肤，认为这样才能洗掉皮肤上的脏垢，并视之为讲卫生的好习惯。其实，从皮肤的生理角度来看，这非但不是讲卫生，而且对皮肤有害。

皮肤的表面是由完全角化的角质细胞组成的角质层。角质细胞是基底细胞不断分化，经历棘层、颗粒层逐渐移行到角质层，呈扁平形，没有细胞核，并不断崩解脱落，形成所谓的"皮屑"。这个演变过程称为表皮生长周期，需3～4周，又称表皮换新率。角质层与其表面皮脂和水分乳化形成的表皮脂质膜共同构成了皮肤最表面的屏障保护层，起着十分重要的作用。一方面保护机体内部各种组织器官免受外界环境中的各种损害，如摩擦、牵拉、挤压、冲撞等机械性损伤，电击、光照、磁场等物理性损害，酸、碱腐蚀等化学损伤，尤其是致密的角质层能有效地防止直径200

纳米以上的细菌和病毒进入皮肤内；另一方面，角质层的半通透膜能够很好地防止体内营养物质的丧失，成人通过皮肤而丢失的水分每天有240～480毫升，但如果将角质层去掉，水分的丧失将增加10倍以上。

可见如果洗澡时用搓澡巾用力擦洗皮肤，常常使尚未完成角化的角质细胞过早剥脱，甚至将角质层完全剥脱，露出鲜红的颗粒层或棘层皮肤，使皮肤的屏障保护作用大大减弱，机体很容易遭受外界环境中的各种损害，而长期下来也容易加速皮肤的老化，所以不提倡用搓澡巾洗澡。

13. 瘙痒是怎么回事？

瘙痒是皮肤或黏膜的一种引起搔抓欲望的不愉快的感觉。产生的机制尚不完全清楚，有人认为痒与痛由同一神经传导，或痛的阈下刺激产生瘙痒，搔抓致疼痛，可减轻或抑制瘙痒。临床上应用拍打局部来解除瘙痒，也是一个例证。但也有矛盾的情况，某些化学物质如吗啡可使疼痛消失，但可诱发或使瘙痒加剧。中枢神经系统的功能状态对瘙痒有一定的影响，精神安定或转移注意力，可使瘙痒减轻；焦虑、烦恼或对痒过度注意时，瘙痒加重。目前已发现许多因素与瘙痒有关，如机械性刺激，电刺激，酸、碱、植物的刺激，动物的纤毛刺入皮肤的微小缝隙，代谢异常（如糖尿病、黄疸等），变态反应和炎症反应的化学介质（如组胺、蛋白酶、多肽等）均可引起瘙痒。

14. 搔抓与热水烫能止痒吗？

许多皮肤病患者认为皮肤瘙痒用热水烫洗，或用盐水、花椒水甚至肥皂水烫洗，或者借用"老头乐"等工具过度搔抓就可以达到止痒的目的，这是不正确的。

皮炎、湿疹类皮肤病是临床常见病和多发病，因为其病理改变以浸润性炎症为主，所以瘙痒比较剧烈。但不能以热水烫洗、搔抓等方式图一时之快来止痒，因为这样做虽能够暂时麻痹神经末梢使瘙痒缓解，但烫洗会加重皮肤的浸润炎症，使皮肤毛细血管更加扩张、糜烂渗出加重；而搔抓使皮肤容易浸润肥厚，只会越抓越痒，越痒越抓，形成恶性循环。另外，一些感染性的皮肤病如脓疱疮、扁平疣及传染性软疣，还可因搔抓而蔓延发展；银屑病还可因搔抓发生同形反应，使疾病发展加重。

所以医生应该向患者说明做到不烫洗、不搔抓，同时局部用药浓度要适当，避免使用强刺激性及易致敏性药物，并积极开导患者，鼓励其树立信心，配合医生治疗，消除悲观失望情绪。

15. 为什么有人在饮酒后会脸红？

日常生活中有些人饮酒后，出现脸红耳赤，医学上称"饮酒性面红"。面部皮肤潮红是因为皮下暂时性血管扩张所致，饮酒后血液中乙醇浓度迅速升高，引起面部血管扩张，出现面红，甚至全身皮肤潮红，有时伴荨麻疹、瘙痒。有学者认为是面部血管的过敏反应。少数饮酒性面红的患者在乙醇吸收 5 ~ 10 分钟内，面部感到灼热，同时面部或全身皮肤出现潮红、搏动性头痛、呼吸困难、恶心、呕吐、出汗、口渴、胸闷、低血压、晕厥、视物模糊和神志紊乱等症状，这称为"乙醛蓄积综合征"，是乙醇氧化代谢引起血液中乙醛水平升高之故。

16. 如何促进皮肤健康?

（1）保证足够的水分：水分可提供人体的体液，也可以帮助身体排出废物。每日饮水 6 ～ 8 大杯，有利于人体的血液循环，加速细胞生长，令皮肤水分充足。

（2）保证充足的睡眠：皮肤会在人体睡眠时产生新细胞以自我更新。每天 7 ～ 8 小时的充足睡眠，是皮肤健康的必要条件。

（3）保持良好营养状态：食物可提供人体所需的维生素及矿物质。良好的营养与皮肤的健康有直接的关系，因此，均衡及正常的饮食是非常重要的。

（4）养成良好的生活习惯：吸烟会使面部毛细血管收缩，造成血液、氧气及养分难以输送到皮肤表面，进而使皮肤容易衰老。酒精及咖啡因等利尿成分会导致人体内的水分流失。

（5）减少压力：压力对皮肤可产生非常严重的影响，压力大会使皮肤出现斑点、暗疮、黑眼圈，以及失去血色等表现。

（6）定期运动：定期运动有助于促进血液循环，加快皮肤自我更新，此外运动也可帮助减轻压力。

17. 变应原检测有什么意义?

（1）变应原检测的目的：①明确变应原。②排除变态反应性疾病中变应原的致病作用。③指导患者采取相应的措施或手段避免接触、食入或吸入变应原，并可能在一定条件下尝试进行变应原特异性免疫疗法，即脱敏疗法。

（2）变应原检测的物质种类：①食物过敏物如蛋类、乳制品、鱼类、豆类。②吸入性过敏物如花粉、尘螨、真菌等。③接触性过敏物如化妆品、油漆等。

（3）变应原检测的适应证：①与变应原或致敏物质的关系十分密切，如特应性皮炎、接触性皮炎、药疹，这类疾病通常需依靠变应原检测。②变应原在某些条件下参与皮肤疾病的发生，但皮肤疾病并非都与变应原有关，如荨麻疹、血管性水肿、丘疹性荨麻疹、季节性接触性皮炎等的发作在多数情况下与常见变应原无关，但对这些患者也应做变应原检测，其目的是为了排除变应原的致病作用。

需要强调的是，确定患者变应原时必须谨慎，以免给患者带来精神和思想上的负担。目前我国有关变应原检测的方法和试剂种类比较多，不同方法、不同试剂的检测结果准确性可能不一致，存在不同程度的假阳性和假阴性，因此要努力避免仅凭单一检查项目就做出诊断和治疗方案的做法，只有将病史、体外试验和体内试验综合考虑后，才能得出正确的诊断，切不可盲目相信单纯的变应原检测结果。

18. 患皮肤病时要注意什么？

（1）养心神：得了皮肤病特别是瘙痒严重的皮肤病，要提高对痒的忍耐能力。要心静神安，淡泊宁静，养成朴素而有节制的生活习惯，有利于减轻疾病和瘙痒的困扰。

（2）避风、光：洗澡出汗后，应避免风寒，平时应避免强阳光下暴晒，如不注意，易使病情变化，症状加重。

（3）禁搔抓：禁用手搔抓瘙痒处，否则易发炎肿痛。如瘙痒难忍，可用手拍打或戳按，也可用干净的刷子轻拂皮损处。

（4）忌"腥发"："腥发"指"腥发动风之物"。食入此类食物常使病情加重。皮肤病患者应多吃豆制品及河边生长的植物，如莲蓬、莲子、藕、菱角，适当食用新鲜蔬菜、水果、动物脏器

（如心、肝、肺、腰子）、瘦肉（如排骨等），少吃腥荤、油腻的食物以及鱼类。禁忌酒、辣椒、生葱、生蒜、虾、蟹及大动物的头、蹄等物。豆制品除营养丰富、补充蛋白质外，还有健脾除湿之功效，久食令人驻颜长寿，卫表密固，不易外感染毒。

（5）饮食有节：饮食要无偏食，不以所恶而少食，不以所喜而饱食，严格控制食量，即使可口饭菜，也不例外。一日三餐要早上吃好，中午吃饱，晚上吃少。不吃或少吃零食。

（6）起居有时：起居要守时有序。睡眠充足可保持精神饱满，精力旺盛。

（7）按时用药：患了皮肤病要按时服药、擦药，坚持有恒。许多病之所以未能治愈，往往并非药不管用，实为未能坚持治疗。

（8）注意观察：擦外用药时，每更换一种药，宜先从小面积试用，如无过敏（局部潮红、肿胀、渗出），方可大面积使用。治疗中如发现病情有变化或有不良反应，要及时到医院复查。

（9）保持卫生：经常注意口腔、眼睛及外阴卫生，尤其是有溃疡发生者，更应注意。

19. 皮肤病患者如何合理饮食？

饮食是摄取营养、维持机体生命活动的必要条件，维持皮肤各种生命活动同样需要各种营养物质。饮食不当是一些皮肤病发生或加重的原因之一，如痤疮、湿疹、脂溢性皮炎、银屑病等。

患有毛囊炎、疖肿、痈、脓疱疮等感染性皮肤病患者，应避免进食刺激性食物，如咖啡、浓茶、白酒等；应少食油腻、甜食、辛辣食物，多食芹菜等多纤维食物，保持大便通畅。

接触性皮炎、湿疹、荨麻疹等过敏性皮肤病患者应少食海鲜、牛羊肉、牛奶、竹笋、韭菜、蘑菇等"发物"。多食性味清淡的新鲜蔬菜和水果，如丝瓜、黄瓜、苦瓜、胡萝卜、芹菜、绿豆、柚子、梨等。

银屑病患者应多食富含维生素 C、维生素 E 及维生素 A 的食品。如新鲜绿叶蔬菜、胡萝卜、番茄、瘦肉和各种水果，少食辛辣、鱼虾、羊肉、狗肉等"发物"及烟酒类。

对因维生素缺乏所致的皮肤病（如癞皮病）患者应给予高维生素、高蛋白质饮食，以加速疾病的痊愈。

白癜风患者则应多食含有叶酸、微量元素的食物，以及含有铜、铁的食物，如芝麻、花生、无花果、黑豆等。

在日常生活中，巧选食物，可以改善皮肤症状：

皮肤干而粗糙者应选择富含维生素 A 的食物，如猪肝、胡萝卜、杏仁、南瓜、鸡蛋、橘柑等，它们可促进皮肤代谢，保证上皮细胞的完整与健全，而使肤质柔软、光洁、富于弹性。

油性皮肤者的三餐应以清淡为宜，主食中应常用粗粮取代细粮，辅食可选用豆类、萝卜、黄瓜、白菜、芹菜、海带、紫菜等碱性食物。少吃高脂高糖类食品，如肥肉、奶油、花生、甜食、糖果等。

痤疮，俗称青春痘，主要是由皮脂分泌过多、排出不畅、受细菌侵蚀、阻塞毛孔所致。此类患者应多食用富含维生素 B_1 和维生素 B_6 的食物，如果蔬、粗粮、糙米等。

毛周角化俗称"鸡皮"或"沙皮"，患者可通过多吃富含维生素 A 的食物获得改善，如动物肝、奶油、牛奶、奶酪等。多摄入富含维生素 C 的食物，对这种皮肤病的改善也有帮助。

黄褐斑患者应多食用富含维生素 C 和维生素 E 的食物，如草莓、柑橘、西瓜、番茄等。

20. 哪些皮肤病适合做激光治疗？

激光治疗作为一种物理治疗方法在皮肤科应用十分广泛。大功率激光作用于组织时，通过组织在极短时间内吸收激光能量、温度升高到数百摄氏度，从而使组织发生变性、凝固性坏死、炭化、气化，而达到治疗目的。小功率激光具有改善血液循环、提高代谢和酶活性，促进组织增生等作用，临床上治疗皮肤病常用的激光有以下几种：

（1）二氧化碳激光：应用最广泛，辐射波长为10600nm红外线光，治疗时需在无菌操作和局部麻醉下进行，作用表浅，疗效高，而且不留或仅遗留很轻的瘢痕，在美容上可取得良好的效果。可用于治疗寻常疣、尖锐湿疣、疣状痣、色素痣、鲜红斑痣、睑黄瘤、毛发上皮瘤、汗管瘤、皮脂腺瘤、光线性角化病、基底细胞瘤、鳞状上皮癌、恶性小痣、恶性黑色素瘤等皮肤病。

（2）氩离子激光：有波长488nm的蓝光和514nm的绿光两种，其波长在血红蛋白和黑素吸收光谱曲线的峰值中，故用于皮肤血管性和色素性损害较为理想。主要治疗鲜红斑痣、毛细血管扩张症、蜘蛛痣、匐行性血管瘤、酒渣鼻、卡波西肉瘤等。

（3）氦氖激光：波长为632.8nm的红光，输出功率很小，只用于低功率照射，对组织有较深的穿透性，具有改善皮肤微循环、促进皮肤毛细血管新生、促进皮肤黏膜溃疡愈合、增强免疫功能、减轻炎性水肿、促进炎症消散等作用。常用于治疗皮肤黏膜溃疡、淤积性皮炎、带状疱疹及其后遗神经痛、皮肤瘙痒症、寒冷性多形红斑、冻疮等。

二

细菌性皮肤病

21. 毛囊炎和须疮是怎么引起的？

毛囊炎是指毛囊发生的炎症。须疮也是一种毛囊炎，因发生于男子的胡须部位而得名。毛囊炎和须疮皮损特点相似，都表现为毛囊性丘疹或脓疱，可多可少，可大可小，可深可浅，一般不超过火柴头大，不痛或微痛。所谓毛囊性丘疹，是指在丘疹中心有一根毛发贯穿。毛囊炎通常不溃破，有时在红色突起的毛囊口表面上覆以细小的结痂，病愈时脱落。

毛囊炎好发于头皮、面部有毛区、前胸、上背及四肢伸侧。须疮多发生于上唇靠近鼻部的胡须部位，有时眉毛、腋毛、阴毛区域亦可受损。

毛囊炎和须疮有以下几种易患因素：①局部皮肤的物理性或化学性损伤。②多毛和油脂分泌多。③疲劳及精神紧张。

此外，须疮的发生还与口腔或鼻腔及鼻旁窦的感染灶有关。痤疮、酒渣鼻、脂溢性皮炎等病亦可发生毛囊炎，但属于继发性，不应再单独诊断为毛囊炎。

16

22. 如何治疗疖、痈?

疖和痈的发病机制相同,故二者在治疗上也基本一致,可分为全身治疗和局部治疗两方面:

(1)全身治疗:若病情较重,全身症状明显,伴发热、恶寒、头痛、周身不适等,化验血常规见白细胞总数及中性粒细胞增多,应酌情应用口服或静脉滴注抗生素,如青霉素、头孢菌素、红霉素等。若患有糖尿病及其他疾病,应同时治疗。

(2)局部治疗:未化脓者可用3%碘酊外涂,或中药金黄膏、紫金锭外敷,亦可用蒲公英、马齿苋等鲜品洗净捣烂外敷,每日1~2次。已化脓者可切开排脓。此外,尚可配合应用紫外线、红外线、超短波等物理疗法。

在治疗疖、痈的同时,应注意补充各种营养及维生素,以增强抵抗力。局部避免挤压,以防细菌扩散,特别是发生于面部的疖、痈,切忌挤压、针刺。饮食宜清淡,鱼虾、羊肉等应避免食用。

23. 脓疱疮有何特点?

脓疱疮俗称"黄水疮",是儿童常见的化脓性传染性皮肤病。常在夏秋季发生,系接触性传染。根据临床症状,脓疱疮可分为两型:

(1)大疱型脓疱疮:由金黄色葡萄球菌所致。起病迅速,初为散在小水疱,很快扩大、化脓,成为脓疱或脓性大疱。疱壁比较松弛,看似起皱。疱内脓液常沉积在底部或下半部,呈半月形。疱壁很薄,易破溃流脓,露出糜烂面,干后形成黄色脓痂,有时痂下脓液向四周溢出,再发生新的水疱、脓疱,排列成环形或弧形,又称环状脓疱疮。好发于面、头、四肢等露出部位,自觉瘙痒，一般无全身症状。

（2）脓痂型脓疱疮：由溶血性链球菌所致，或与金黄色葡萄球菌混合感染引起。特点是在红斑的基础上发生薄壁的水疱，迅速转变为脓疱，周围有明显的红晕，脓疱破后其渗液干燥结成蜜黄色厚痂，痂不断向四周扩展与邻近皮损互相融合。本型好发于面部，尤其是口周、鼻孔周围及耳廓部位多见，亦可发生于四肢。由于瘙痒明显，常因搔抓将细菌接种到其他部位而发生新的皮疹。陈旧的痂一般 6 ～ 10 天自然脱落而愈，不留瘢痕。

发生在新生儿的脓疱疮称为新生儿脓疱疮，多见于出生后 4 ～ 10 天的新生儿。发病急骤，传染性强。皮损为多发性大脓疱，较广泛，疱周有红晕，破溃后形成红色糜烂面。患儿可伴高热或体温不升、呕吐、腹泻以至衰竭等全身症状。如不及时治疗，常并发败血症、肾炎、肺炎等而危及生命。

24. 得了脓疱疮怎么办？

得了脓疱疮要积极治疗，同时还要注意消毒隔离。特别是儿童患者，应等病好后再去幼儿园或学校，以免传染其他儿童。患儿使用的衣服、毛巾、枕巾等应经常烫晒消毒。

本病治疗原则为消炎、杀菌、干燥、收敛、防止炎症扩散。

（1）局部治疗：首选，可先用 1∶2000 小檗碱溶液或 1∶5000 高锰酸钾溶液清洗患部，然后外用 10% 鱼石脂软膏、2% 莫匹罗星软膏、1% 红霉素软膏、夫西地酸软膏等。脓痂较厚者可先用油剂去痂皮，再用抗生素软膏。

（2）全身治疗：全身症状明显者应及时内用抗菌药物治疗，必要时根据细菌培养药敏试验结果选择敏感抗菌药物，一般选择对革兰氏阳性菌敏感的药物即可，如青霉素类、红霉素类、头孢菌素类、喹诺酮类（18 岁以下患者禁用）等。

25. 何为丹毒？临床表现如何？

丹毒是由乙型溶血性链球菌感染引起的皮肤或黏膜、皮下组织内淋巴管及其周围组织的急性炎症，俗称"流火"。其病原菌是 A 族乙型溶血性链球菌，多由皮肤或黏膜破伤侵入，但亦可由血行感染。

本病起病急，有全身不适、寒战、高热、头痛、恶心呕吐等前驱症状，数小时后局部出现境界明显的水肿性红斑，表面紧张发亮，迅速扩大，有时皮损表面出现水疱，自觉灼热及疼痛，伴淋巴管、淋巴结炎，好发于面部和小腿。因临床特点不同，表现为水疱性、脓疱性、坏疽性、游走性、复发性丹毒，若淋巴受阻，可形成象皮肿。

根据典型的临床表现及外周血中白细胞增高，可诊断为丹毒。但应与接触性皮炎、癣菌疹、蜂窝织炎等鉴别。接触性皮炎有接触外界刺激物的病史，无全身症状，有瘙痒；蜂窝织炎为境界不清的弥漫性浸润潮红、显著凹陷水肿，不软化破溃，愈合结疤。

26. 如何治疗和预防丹毒？

丹毒的治疗原则为杀菌消炎，解除全身症状，控制炎症蔓延，防止复发。

（1）全身治疗：丹毒治疗首选青霉素，每日 480 万～960 万单位静脉点滴。过敏者可用红霉素每日 1～1.5g 静脉点滴，或阿奇霉素每日 500mg 静脉点滴，左氧氟沙星每日 500mg 静脉点滴。一般疗程为 10～14 天。

（2）有水疱破溃者可用 1：2000 小檗碱溶液或 0.1% 依沙吖啶溶液湿敷。如局部有大疱，可用消毒注射器抽出疱液，再用上述药湿敷。应积极治疗局部病灶，如足癣及湿疹等，如有下肢损害，应抬高患肢。

（3）物理疗法：可选用超短波、红外线及音频电疗等，对慢性复发性丹毒可做紫外线照射。

预防丹毒，首先去除原发感染灶，如颜面丹毒多由鼻、咽、耳等处的病灶而引起，特别是鼻炎患者以及经常用手挖鼻的人；下肢丹毒多由外伤及足癣引起。其次增强机体免疫力，如营养不良、酗酒、丙种球蛋白缺陷皆为本病促发因素。注意皮肤的清洁卫生。

27. 何为类丹毒？

类丹毒是由猪丹毒杆菌感染所引起的类似丹毒损害的感染性皮肤病。常见于从事屠宰业、渔业、皮毛业等人员以及兽医、炊事员等。通过手部的细微损伤或割扎伤而发病。潜伏期数小时至 5 日。初起红斑，继而形成局限性紫红色或青红色斑，边缘清楚，肿胀明显，触之有浸润感，渐扩展，中央部分消退，边缘微隆起而成环状或地图形皮疹，伴发热及关节症状。临床上分局限型、弥漫型、败血症型。治疗首选青霉素，亦可用头孢菌素类。对青霉素过敏者可选用红霉素或氧氟沙星等。局部外用 10% 鱼石脂软膏等。

28. 猩红热有哪些特征？

猩红热是由 A 族溶血性链球菌引起的急性传染病，患者多为儿童。主要经呼吸道传播，也可通过污染的食品、食具等而传染。

临床表现以高热及全身细小密集红斑为特征。同时在本病的发病过程中还可见到四种特异性表现，即杨梅舌、帕氏线、环口苍白圈和手套、袜套样脱屑。

本病潜伏期2～5天，起病急剧，突然高热、头痛、咽痛、恶心、呕吐等。若细菌是从咽部侵入，则扁桃体红肿，可有灰白色易被擦去的渗出性膜，软腭黏膜充血，有点状红斑及散在性瘀点。发病初期，出疹之前即可见舌乳头红肿肥大，突出于白色舌苔之中，称为"白色杨梅舌"。3～4天后，白色舌苔脱落，舌色鲜红，舌乳头红肿突出，状似杨梅，称"红色杨梅舌"，同时伴有颌下淋巴结肿大。

病后1天发疹，依次于颈、胸、躯干、四肢出现细小密集的红斑，压之褪色，约36小时内遍及全身。肘弯、腋窝、腹股沟等皱褶处，皮疹更加密集而形成深红色或紫红色点状线条，称"帕氏线"。由于两颊及前额充血潮红，但无皮疹，口鼻周围呈现特征性口周苍白，称"环口苍白圈"。

皮疹出现48小时内，疹达高峰，皮疹呈弥漫性猩红色，重者可有出血疹。皮疹持续2～4天后，皮疹按出现顺序消退。起病第7～8天开始脱屑，全身性，尤其手掌、足跖为大片脱皮，像手套、袜套状。重者有脱发。

本病的并发症主要有三种：①化脓性并发症：有扁桃体周围脓肿、颈淋巴结炎、鼻窦炎、中耳炎、乳突炎等。②中毒性并发症：心肌炎、心内膜炎等。③变态反应并发症：在病后2～3周出现，如急性肾小球肾炎、风湿热等。

29. 儿童患猩红热如何处理？

猩红热多见于2～8岁的儿童，病情多较急重，有较强的传染性，而且如果治疗不及时还可出现一些严重的并发症。所以，应该引起家长的重视，一旦孩子出现类似的症状应及早诊断和治疗。治疗可分一般治疗及全身药物治疗：

（1）一般治疗：卧床休息，供给充分营养和水分。咽痛时可给流质或半流质易消化的饮食，保持口腔清洁。高热时应及时退热。患儿应隔离 3 ～ 4 周，以防传染其他儿童。

（2）全身治疗：尽管目前抗生素品种越来越多，效力越来越强，但青霉素仍是治疗猩红热的首选药物。因为青霉素对链球菌感染有特效，故不仅治疗效果好，尚可预防急性肾小球肾炎与风湿热等并发症。一般选用青霉素 G。

30. 腋毛为何会变色？

正常的腋毛和阴毛同身体其他部位的毛发颜色相同，但有些人在炎热季节会发现腋毛或阴毛的颜色异常，变成黄色或红色。这是为什么呢？

如果仔细观察就会发现，不是毛发变了颜色，而是在毛干外面包绕了一层黄色、黑色或红色的集结物。这些集结物可以是坚硬的，也可以是柔软的，呈小结节状或较弥散，使毛干变脆易于折断。病损部位的皮肤正常，但通常多汗。一般无自觉症状，患者往往在无意中发现。

这种病症医学上称为腋毛癣，是由细菌感染引起的。病原菌是纤细棒状杆菌。本病的发生不受种族和性别的限制，好发于气候温和或炎热的季节。

保持局部清洁和勤洗澡是防治本病的有效措施，必要时可剃除受累的腋毛和阴毛，局部外用抗菌的粉剂及 1% 的福尔马林液。

三

病毒性皮肤病

31. 单纯疱疹有何特点？

（1）原发型单纯疱疹：①疱疹性齿龈口腔炎或外阴阴道炎：前者最常见，主要由单纯疱疹病毒Ⅰ型引起，多发于1～5岁儿童，病损波及唇、舌、齿龈、颊以及咽部。后者由单纯疱疹病毒Ⅱ型引起，多由性交传染，皮损以男女外生殖器为主，男性同性恋发生肛交者可发生肛门直肠炎并肛门疱疹及溃疡。少数患者可并发脑膜炎。②接种性单纯疱疹：系由于单纯疱疹病毒直接接种于擦伤或正常皮肤内所致，皮损为簇集性水疱，局限于接触部位。发于手指者水疱较深在，疼痛明显，称为"疱疹性瘭疽"。③疱疹样湿疹：多并发于患有湿疹或异位皮炎的患儿。④播散性单纯疱疹：多好发于6个月至3岁的儿童，亦见于营养不良或免疫力低下的患者。⑤新生儿单纯疱疹：是因母亲患有生殖器疱疹，胎儿出生时经过产道被感染。多于出生后第4～6天起病，出现高热、黄疸和肝脾肿大，皮肤及眼结合膜可发生疱疹。病情危重，易致死亡。

（2）复发型单纯疱疹：①口唇疱疹（颜面疱疹）：损害好发于皮肤黏膜交界外，如口角、唇缘及鼻附近，亦有发生于颜面、唇部者。②生殖器疱疹：男性好发于包皮、龟头或冠状沟，偶可发生于尿道。女性好发于阴唇、阴阜、阴蒂或子宫颈。

32. 长了单纯疱疹怎么办？

本病有自限性，1～2周可自愈，治疗原则为缩短病程，防止继发感染和并发症，减少复发。其治疗可分为全身治疗和局部治疗：

（1）全身治疗：可应用阿昔洛韦、伐昔洛韦或泛昔洛韦等抗病毒药物。也可使用干扰素、转移因子、胸腺素等免疫增强药物。

（2）局部治疗：以促进吸收、干燥、收敛和防止感染为主。可选用 3% 阿昔洛韦等核苷类抗病毒乳膏或炉甘石洗剂外用；继发细菌感染时，可外用 0.5% 新霉素等抗生素软膏；渗出较多时，可用 3% 硼酸溶液等做冷湿敷后外涂氧化锌油剂；对疱疹性龈口炎患者应保持口腔清洁，可用 0.1% 苯扎溴铵溶液漱口；对疱疹性眼炎患者应注意局部清洁护理，并应用 0.1% 阿昔洛韦滴眼液或干扰素滴眼液滴眼。

无论哪种治疗方法，都不能防止单纯疱疹的复发，关键是要养成良好的生活习惯，避免各种诱发因素，以减少复发的次数。

33. 带状疱疹为何又称"缠腰龙"？

带状疱疹是一种急性疱疹性皮肤病，因其常见于腰肋间，蔓延如带，故有"缠腰龙"之称。在中医学中，还有许多名称，如"缠腰火丹""蛇丹""蛇串疮"等都是指本病。

带状疱疹好发于春秋季节，成人多见。发病前局部皮肤往往先有感觉过敏或神经痛，伴有轻度发热、全身不适、食欲不振等前驱症状，亦可无前驱症状而突然发病。本病是由带状疱疹病毒引起的，皮损常沿某一周围神经单侧分布，一般不超过体表正中线，除常见于腰、腹部外，还可发生于胸部、四肢、颈部、鼻、眼、口腔等。患部发生潮红斑，继而其上出现多数成群簇集的粟粒至绿豆大的丘疱疹，迅速变为水疱，水疱透明澄清，疱壁紧张发亮，疱周有红晕。数群水疱常沿皮神经排列呈带状，各群水疱间皮肤正常。10余日后水疱吸收干涸、结痂。愈后留有暂时性淡红色斑或色素沉着，不留瘢痕。亦可因疱膜破溃形成糜烂，甚至坏死或继发化脓感染。全病程 2 ~ 3 周。

除典型的皮疹外，神经痛是本病的另一大特点。一般在皮疹出现前 1 ~ 2 天即有神经痛，直到皮疹消退。疼痛的程度轻重不等，且与皮疹的严重程度无一定的关系。通常儿童带状疱疹患者疼痛很轻或没有疼痛，而老年患者多疼痛剧烈，甚至难以忍受。而且 30% ~ 50% 的中老年患者于损害消退后可遗留顽固性神经痛，常持续数月或更久。

34. 为什么带状疱疹消退后还会疼痛？

经常有些中老年患者，在带状疱疹完全清退后仍疼痛不止，局部皮肤完好无损却不敢触及。这是为什么呢？

我们知道，带状疱疹的发生是由潜伏在体内的病毒被激活而引起，其疼痛的本质是受累神经节的炎症甚至坏死，疼痛的程度轻重及时间长短与皮疹不一定保持一致。尤其是老年人，随着年龄的增长，机体的各种功能都在减退，受损的神经组织修复也较困难，故很容易发生后遗神经痛。特别是平素体质较差，或不及时治疗者，此种疼痛可持续数月甚至更久。

35. 带状疱疹如何治疗？

带状疱疹的治疗原则是抗病毒、止痛、消炎，防止并发症。

（1）系统药物治疗：①抗病毒药物：首选核苷类抗病毒药物，疗程 7～10 天。可选用阿昔洛韦、伐昔洛韦或更昔洛韦等。病情轻者可口服，严重者和皮损泛发的患者可作静脉滴注。重症患者应同时给予支持疗法，防止继发细菌感染。②镇静止痛药：疼痛剧烈难以忍受时，可选用阿米替林、加巴喷丁、普瑞巴林等药物；睡前可服用镇静安眠药物，如地西泮等。③营养神经药物：如维生素 B_1 每次 20mg，每日 3 次口服；腺苷钴胺片每次 0.5mg，每日 3 次口服，连续用至皮损痊愈和疼痛缓解。④免疫增强药物：如胸腺素、转移因子、干扰素等均可以选用。⑤糖皮质激素：应用有争议，多认为在起病 5～7 天内应用可抑制炎症过程和减轻脊神经节的炎症后纤维化，缩短急性期疼痛的病程。可给予泼尼松每天 30～40mg，分次口服，并应在抗病毒疗程内逐渐减量直至停药。须特别注意，糖皮质激素必须在有效抗病毒药物治疗的前提下短期使用，否则有可能使疱疹发生播散。⑥中医中药：龙胆泻肝汤加减，或丸剂或胶囊剂口服，宜早期服用。

（2）局部药物治疗：以干燥、消炎为主。水疱未破时，可外搽炉甘石洗剂或阿昔洛韦等抗病毒乳膏；若疱已破或合并感染，应先用 3% 硼酸溶液等冷湿敷后外涂 0.5% 新霉素等抗生素乳膏；如合并眼部损害，需请眼科医生协助处理。禁用糖皮质激素类外用药物。

（3）物理治疗：如氦氖激光、紫外线等局部照射，可加快皮损痊愈，缓解疼痛。

36. 长"瘊子"是不是得了血液病?

"瘊子"是人们对寻常疣(或跖疣)的俗称,中医称"千日疮"。本病是由人类乳头瘤病毒(HPV)所引起,通过直接或间接接触传染,外伤对 HPV 感染是一个很重要的因素。

所以,长瘊子是感染病毒引起的,不是自身有血液病。但是本病发生与机体免疫状态有关。免疫缺陷者,如肾移植、恶性淋巴瘤、慢性淋巴细胞性白血病及红斑狼疮病人疣的发病率增高。

37. 如何治疗"瘊子"?

"瘊子"是一种常见的皮肤病,其治疗方法有很多种,大体上可分为以下四类:

(1)全身治疗:目前尚无确切有效的抗 HPV 治疗药物。中药水煎内服,或以清热解毒为主,或以理气活血、软坚散结为主,多能奏效。常用的中药如清热解毒的板蓝根、大青叶、马齿苋,理气活血的川芎、赤芍、桃仁、红花、当归、牛膝,软坚散结的龙骨、牡蛎、穿山甲等。内服同时还可配合外洗,效果更佳。

(2)局部药物治疗:① 0.025% ~ 0.1% 维 A 酸类乳膏,每日 1 ~ 2 次外用,适于扁平疣。②氟尿嘧啶软膏,每日 1 ~ 2 次外用,可治疗寻常疣、跖疣、扁平疣等。因该药对皮肤有刺激,并可遗留色素沉着,故面部慎用。③ 3% 肽丁胺霜或 3% 肽丁胺二甲基亚砜外用。④博来霉素皮损内注射,每周 1 次,适于难治性寻常疣和跖疣;⑤ 5% 咪喹莫特软膏,每周外用 3 次。

(3)物理疗法:包括冷冻、电灼、激光治疗等方法。

(4)手术切除:术后易复发且易形成瘢痕。

"瘊子"因影响美观,并给工作生活带来很多不便,患者多希望寻求简便而迅速的治疗方法。目前最受医生和患者青睐的要属冷冻和激光治疗，因其治疗迅速、彻底、简便易行而且副作用少。但这也不是绝对的，对于单发或数目较少者可作首选。如果是多发或融合的面积较大的疣体，还是应采取综合疗法为宜，即内服中药配合外洗中药或细胞毒性药物外涂以促使疣体脱落。

38. 何为传染性软疣?

在各种病毒疣中只有一种不是由人乳头瘤病毒引起的，这就是传染性软疣，中医称为"鼠乳"，俗称"水瘊子"。传染性软疣是由痘病毒中的传染性软疣病毒（MCV）引起的。痘病毒是最大的一种病毒，稍小于最小的细菌，在普通的显微镜下可以看到。

本病为直接接触传染，可自体接种，也可通过毛巾、搓澡巾、衣服等媒介物间接传染。由于也可通过性接触传染，近年来被列为性传播疾病（STD）之一。

本病多见于儿童及青年，潜伏期 2 ~ 3 周。初起为米粒大小的半球形丘疹，以后逐渐增大至豌豆大，中心微凹如脐窝，表面有蜡样光泽，早期质地坚韧，后逐渐变软，呈灰白色或正常肤色。顶端挑破后，可挤出白色乳酪样物质，称为软疣小体。损害数目多少不定，少者几个，多者可达几十个甚至上百个。少时分散，多时成簇，但不融合。多有痒感，好发于躯干、四肢、肩胛、阴囊等处，但全身任何部位皆可发生，有时可发生于唇、舌及颊黏膜。

本病易继发感染而出现局部红肿或并发脓疱，或在损害周围继发湿疹样损害。发生于眼睑者常可引起慢性结膜炎或角膜炎。当软疣除去后，这些继发损害会自然消退。

如果未经治疗，传染性软疣一般 6 ~ 9 个月可消退，亦有持续 3 ~ 4 年者。病程与数目无关，愈后不留瘢痕。

39. "出水痘" 是怎么回事?

水痘是由水痘 - 带状疱疹病毒所引起的急性、具高度传染性的发疹性疾病。其传染性很强,从发病前一日到全部皮疹干燥结痂,均有传染性。本病主要通过飞沫经呼吸道传播。水痘潜伏期14 ~ 16 天。先有发热和全身不适等症状,发病24 小时内出现皮疹。损害初起为红色小丘疹,1 天后发展为绿豆大小水疱,数目不等,呈椭圆形,周围有红晕,以后干燥结痂而脱落。皮损分批出现,可见有不同期的损害并存。疏散分布,好发于躯干,面、头皮和四肢较少,呈向心性分布,口腔黏膜亦可累及。

治疗:发热期应卧床休息,给予易消化的饮食和充足的水分;热度较高者可给予退热剂;抗病毒药可选用阿昔洛韦、泛昔洛韦或利巴韦林等,连服5 ~ 7 日。外用炉甘石洗剂,水疱破溃者涂以2% 甲紫液,水疱感染时,用新霉素软膏,忌用糖皮质激素,以防止水痘泛发和加重。

40. 何为手足口病?

本病是手、足、口腔出现水疱为特征的一种病毒性皮肤病。病原体是小核糖核酸病毒中的柯萨奇病毒,以A16 型常见。可通过飞沫由呼吸道直接传播,亦可通过污染食品、衣物等由消化道感染。多在夏秋季流行,患者多为学龄前儿童,尤以1 ~ 2 岁幼儿最多,成人亦可发生。潜伏期2 ~ 7 天。发疹前可有低热、头痛、食欲不振等症状。皮疹初为红色斑疹,很快发展为2 ~ 4mm大的水疱,壁薄,疱液澄清,周围绕以红晕,面部可有自发性疼痛或触痛。皮疹常同时发生于手、足、口,但也有患者不全表现,90% 以上患者有口腔黏膜损害,病程约1 周,很少复发。

　　本病治疗主要为对症治疗和支持治疗。轻症者不需服药，经适当休息可以自然好转、痊愈；也可口服利巴韦林、板蓝根等抗病毒药物。口腔溃疡者可外用口腔溃疡涂膜剂或利多卡因液漱口等以减轻疼痛。其他部位皮疹可外用炉甘石洗剂。

四

真菌性皮肤病

41. 什么情况下易患癣病?

癣病是由真菌引起的，而真菌又几乎无处不在。影响真菌生长和繁殖的因素很多，如温度、湿度、氧气和营养物质等。真菌喜温暖潮湿的环境，浅部真菌生长繁殖最适宜的温度为 22 ~ 28℃，过于干燥亦不利于真菌的生长。因此本病夏季发病率高，尤其我国南方地区发病率更高。大多数真菌需要氧气，但需要量不同，一般真菌繁殖需要较多的氧。在营养物质中，碳是真菌能量的来源，对真菌的生长至关重要。同时也需要氮和各种矿物质。如果没有上述这些条件，真菌无法生存。

如果人体皮肤上有适合真菌生长繁殖的条件就容易发生癣病。主要有以下几种情况：有些人多汗，皮肤潮湿，如不及时擦净和保持干燥，容易感染真菌而发生癣病；患糖尿病的人也容易发生癣病，因为皮肤里糖含量增加了，这等于提供了真菌生长的营养原料；长期使用激素或患有慢性病的人，以及多次照射 X 线的人，由于机体抵抗力降低，致使真菌有机可乘，故易发生癣病。当然，气候和环境也是重要的因素，住在温热带地区的人患癣病的比率比寒带地区的人高。

此外，局部皮肤情况也是决定是否发生癣病的重要因素。例如经常穿胶鞋或皮鞋的人，由于透气性差，脚部的湿度和温度增高。若局部不干净，表面堆积很多皮屑，在这种情况下真菌极易生长而发生癣病；有些洗衣工或洗碗工，双手长时间浸泡在水中，加之热水和肥皂刺激使手部皮肤的天然保护功能破坏，也容易发生癣病；在肥胖人身上的皱褶处，由于局部温暖而潮湿，往往容易发生癣病。如果身上已经有了一种癣病，则可以通过自身传播而使其他部位也发生癣病。

总之，不论全身还是局部的皮肤生理功能发生变化，只要有适合真菌生长的温度和湿度等条件，就很容易发生癣病。为了预防癣病的发生，就要去除各种不利因素，保持皮肤的清洁和健康。

42. 癣病传染吗？

癣病是由真菌引起的，是一种传染性皮肤病。真菌存在于病损中，并不断生长繁殖产生大量的菌丝和孢子。如果正常皮肤接触到病损则很可能传染上癣病，这种传染方式称直接接触传染。如患有手癣的人与别人握手则可以传染对方。癣病还可以间接传染。患病者用过的各种用具，如梳子、枕头、帽子、内衣裤、鞋袜及浴盆等均可被真菌污染，健康人接触或使用了这些用具，也可被传染。此外，患癣病的家禽或家畜等，也可以传染给人。

那么是否一接触到患癣病的人或动物就一定会被传染上呢？当然不是。首先要看真菌的致病力大小和数量的多少。同时，还要看个人抵抗力的强弱。

如果没有与病人及其他用品接触过，会不会得癣病呢？回答是肯定的。因为真菌在自然界分布广泛，我们身上的皮肤黏膜也常有各种真菌存在，空气中也有真菌飘浮。如果我们皮肤上有适合真菌生长繁殖的条件时，我们身上原有的真菌或空气中的真菌都可能生长起来，发展为癣病。可见，癣病不仅由传染发病，还可以由空气中或本身存在的真菌引起。

43. 癣病能根治吗？

在我们的生活中，癣病很常见，如人们所熟悉的脚气（脚癣）、灰指甲（甲癣）等，发病率很高。治疗癣病的药物也很多，如各种脚气药水、软膏、搽剂及内服抗真菌药等。但是，患了癣病后往往是时轻时重，反复发作，用再好的药也只是暂时缓解，似乎总也不能除根，这是为什么呢？

造成癣病迁延不愈的原因有很多，但很大程度上是因为人们缺乏对癣病的认识，思想上不够重视。癣病大多只损害局部皮肤，很少影响内脏和全身，对患者的工作和生活影响不大。而且稍加治疗则明显好转，或者随着季节和环境的变化会自行减轻，所以许多人并不把这些小痛痒放在心上。其实癣病是可以根治的。因为癣病是由真菌引起的，只要把病损处的真菌都消灭掉，癣病就可以算除根了。只要能注意以下几个方面，癣病是能彻底治愈的。

（1）要根据各种癣病的特点，采用不同的方法进行治疗。

（2）癣病经过治疗好转后，仍要坚持用药一段时间（主要指外用药），这样才能消灭残余的病菌，使癣病不再复发。

（3）要想使癣病不再复发，应尽可能消除引起癣病的因素。

44. 头癣是怎么回事?

头癣是真菌感染头皮和头发所引起的疾病。患了头癣,头皮上会出现很多灰白鳞屑或大片的黄痂,还可引起头发折断或脱落。严重者头发参差不齐甚至所剩无几,即人们所说的"癞痢头"。

头癣的发生主要是通过接触头癣患者或有病的动物而被传染的,从自然界中感染来的极罕见。正常人与患头癣者经常密切接触,特别是儿童在一起玩耍,头碰头的接触,很容易被传染。还有与有病的动物接触后患病,这都属于直接传染。如果使用头癣患者用过的帽子、头巾、枕头、梳子或理发推子、剪刀等也可被传染,这称为间接传染。

但是,真菌感染后不一定都引起头癣,这与机体对真菌的抵抗力密切相关。大多数成人对真菌抵抗力较强,而儿童较弱,所以头癣多见于儿童。

45. 如何预防和治疗头癣?

对头癣患者应做到早发现、早治疗,并作好消毒隔离工作;对患癣家畜和宠物应给予相应的治疗和处理;对托儿所、学校、理发店等应加强卫生宣教和管理。

治疗应采取综合治疗方案,包括服药、搽药、洗头、剪发、消毒五条措施联合治疗。

(1) 服药:灰黄霉素:儿童 $10 \sim 20mg/$ (kg·d),成人 $600 \sim 800mg/d$,分 $2 \sim 3$ 次口服,疗程 $2 \sim 3$ 周;或伊曲康唑:儿童 $3 \sim 5mg/(kg·d)$,成人 $200mg/d$,餐后即服,疗程 $4 \sim 8$ 周;或特比萘芬:儿童体重小于 20kg 者,给予 $62.5mg/d$,$20 \sim 40kg$ 者给予 $125mg/d$,大于 40kg 者 $250mg/d$;成人 $250mg/d$ 口服,

疗程 4～8 周。治疗过程中定期检查肝功能，如肝酶异常应及时停药。

（2）搽药：可用 2% 碘酊、1% 联苯咔唑溶液或霜剂、5%～10% 硫黄软膏、1% 特比萘芬霜等外用于患处，每天 2 次，连用 8 周。

（3）洗头：用硫黄皂或 2% 酮康唑洗剂洗头，每天 1 次，连用 8 周。

（4）剪发：尽可能将病发剪除，每周 1 次，连续 8 周。

（5）消毒：患者使用过的毛巾、帽子、枕巾、梳子等生活用品及理发工具要煮沸消毒。

46. 体癣有何特点？

体癣是由真菌引起的，凡致病性真菌寄生在人体的光滑皮肤上所引起的浅表损害统称为体癣。有经验的医生常常不用做真菌检查，即可诊断癣病，这是因为癣病的发生和皮损表现具备以下几方面共同特点：

（1）发病特点：体癣常常由自身接种传染而引起，也就是说先发生手癣、脚癣、股癣、甲癣或头癣，然后由这些癣病再传染到皮肤上来，单独的体癣较少见。当然，如果与癣病患者密切接触或共用毛巾、衣裤等也可以被传染。另外，癣病的发生与机体抵抗力强弱有关。当患有糖尿病或其他全身性疾病以及长期大量应用激素、免疫抑制剂等都会使机体免疫力下降，这时即使真菌数量很少也能引起体癣。

（2）皮损特点：体癣初起表现为局部皮肤发生红斑、丘疹或水疱等损害。水疱干涸后出现脱屑，并逐渐向四周扩大，同时皮损中央部分有自愈倾向而使皮损呈环状或多环状，边缘隆起，边界清楚，形如铜钱，故俗称钱癣或圆癣。日久皮肤上有脱屑和色素沉着，皮损周边部位炎症明显，常有活动性红斑、丘疹及水疱。

（3）季节特点：温暖潮湿的环境有利于真菌的生长和繁殖，所以体癣在夏季会明显加重，皮损边缘活跃，起丘疹、水疱及脱屑，并伴有明显的瘙痒，到了冬天，皮损自然减轻甚至消失，如果不治疗，到天气转热时又会发作。

47. 治疗体癣应注意哪些方面的问题？

（1）消灭传染因素：因体癣大都由自身其他癣病而引起，故治疗体癣的同时要治疗其他部位的癣病，如头癣、手癣、足癣等。还应避免与其他患有癣病的人或动物接触，否则即使治疗好了体癣也会因再次感染真菌而复发。

（2）坚持正确用药：许多药物都可以治疗体癣，但有些患者换遍了各种药物还是治不好，这主要是由于方法不当。外用药治癣病简单易行，但必须坚持每日涂药 2～3 次，涂药范围要稍大于皮损面积，而且即使皮疹消退、瘙痒不明显了还要坚持一段时间。千万不要三天打鱼两天晒网，就好像斩草没有除根一样，病情虽可暂时缓解，但遇到适当的条件就会"春风吹又生"了。

（3）忌用皮质类固醇软膏：皮质类固醇软膏如氟轻松软膏、地塞米松软膏、倍他米松软膏以及一些含有激素的中药软膏可用于许多过敏性皮肤病，如湿疹、接触性皮炎、神经性皮炎等，效果都很好。但体癣是真菌引起的，激素不能杀灭真菌，相反能促进其生长和繁殖，使癣病发展得更快、更严重。所以外用药也不能随意滥用。

（4）积极治疗全身性疾病：如果体癣是由于某种全身性疾病引起机体抵抗力低下而发生的，则应该积极治疗，增强抵抗力。如果是由于服用皮质类固醇激素或免疫抑制剂而致体癣，则应在病情允许的情况下尽量少用或不用这些药物。

(5) 病情严重时配合内服药：若体癣皮疹分布广泛，除应用外涂药物外可配合内服抗真菌药，常用的如灰黄霉素、酮康唑等。但这些药物有一定的副作用，如肝肾损害等，应在医生指导下服药，治疗期间定期检查肝功能等。

48. 何为股癣？

股癣是发生于腹股沟、大腿内侧上部及外阴部的癣病，最常见的部位是阴囊对侧的大腿皮肤。损害初起为一小片斑丘疹，色红，表面可出现细小鳞屑。随皮疹扩大，向四周逐渐蔓延，形成环状或半环状斑片。一般夏季加重，冬季皮损明显减轻。

股癣是由真菌引起的，故和其他癣病一样，必须有适于真菌生长和繁殖的环境，同时也要有真菌的来源，即传染源。一般说股癣多发生在男性，因为男性股内侧与阴囊靠近，尤其肥胖者两处完全贴在一起，其上的分泌物、污垢等都不易清除，而且局部温度较高、潮湿。此外，股癣的发生也与机体的抵抗力降低有关。如果久病卧床，身体虚弱，特别是那些患糖尿病、恶性肿瘤及长期服用皮质类固醇激素或免疫抑制剂的人，比健康人更容易患股癣。股癣的真菌主要来自脚癣，可以来自自身，也可以来自其他人。

49. 如何治疗股癣？

股癣是由真菌引起的，而激素不但不能杀灭真菌，还能促进其生长和繁殖，所以不能用激素治疗股癣。常用的如复方雷琐辛擦剂，每日擦皮损处 2～3 次，必要时每日 4～5 次，一般 1～2 周见效。治愈后继续用药 1～2 周，同时应消毒内衣裤、毛巾等，股部皮肤保持清洁、干燥。另外还可使用 10% ～ 20% 土槿皮酊或 1% ～ 2% 克霉唑霜，方法同前，疗效也都不错。

50. "手脱皮，痒"一定是手癣吗？

手癣俗称鹅掌风，是由真菌感染引起的。患了手癣会常常感到瘙痒，手部皮肤还会出现丘疹、水疱、红斑和脱屑。初起为小片，随后损害逐渐扩大，边界清楚。时间长了，手部皮肤会变得粗糙、干燥、增厚，还可伴有皲裂和出血。但是如果出现手痒、脱皮等症状，能不能说就一定是手癣呢？当然不能，还有很多皮肤病都可以有手痒、脱皮的症状，如湿疹、汗疱疹、接触性皮炎、剥脱性角质松解症等，应仔细鉴别，否则会延误诊断和治疗。

湿疹多发生在手掌心，且双手对称。皮损呈多形态，可见丘疹、水疱、糜烂、渗液和结痂等同时存在，常以其中二至三种为主。病情变化与季节关系密切，与饮食和休息也有一定关联。如果双手掌接触水和肥皂等刺激会加重损害。真菌检查为阴性。

汗疱疹的发生有明显的季节性，多于春夏之交发病，入冬自愈，主要见于青年人。皮损也是对称分布，以水疱为主，成批发作，可见于手掌面、指侧面和指端，水疱干涸后脱皮，露出新生皮肤，常伴有不同程度的痒感和灼热感。损害处真菌检查为阴性。

剥脱性角质松解症是一种表浅的掌跖部角质剥脱性皮肤病，常伴有局部多汗，多于暖热季节发作。皮损主要累及手足心，双侧对称，表现为角质松解形成的小白点及薄纸样鳞屑，其下皮肤正常，瘙痒不明显。真菌检查阴性。

51. 足癣有哪几种类型？如何治疗？

（1）水疱型：表现为发生于脚底面群集的小水疱，瘙痒明显。水疱位置较深，不易破裂，数天后干涸而出现脱皮。皮损向四周逐渐扩大，水疱成批或反复发生。

（2）丘疹鳞屑型：脚底皮肤不断有细小鳞屑脱落。皮损活跃时可见到红斑、丘疹，边界清楚，此时可伴有瘙痒。

（3）趾间糜烂型：主要发生于趾间，尤其是第四趾与小趾之间，局部皮肤浸渍发白，潮湿多汗，瘙痒明显。浸渍的白皮易脱落而暴露基底红色糜烂面，严重者发生裂隙而伴有疼痛。此型常因细菌感染化脓而有恶臭，中医称之为"臭田螺"。

（4）角化过度型：或称肥厚型，主要表现为脚底面皮肤增厚，粗糙无汗，每于寒冷季节发生皲裂，长时间不能愈合。此型多位于脚后跟、脚掌及侧缘。

（5）体癣型：实际上是发生于足背上的体癣。脚癣主要发生于脚底面及侧缘，若发展蔓延至足背，皮损多表现出弧状或环状的边缘，与体癣形态相似。但常与脚底侧缘的皮损相连，也可完全融合为一环状，故又与真正的体癣不同。

脚癣的损害多种多样，变化复杂，治疗时也应根据不同的情况采用不同的药物和剂型，这样才能取得更好的疗效。如以丘疹鳞屑或角化过度为主者，可用各种抗真菌软膏；水疱型可用复方水杨酸酊剂、复方雷琐辛擦剂或1%克霉唑霜外涂，糜烂潮湿者应先用枯矾粉或脚气粉，待皮肤干燥脱屑后再用1%克霉唑霜或复方雷琐辛擦剂治疗；若继发细菌感染者，应先用抗菌药物控制感染，再行抗真菌治疗。此外，醋对真菌有明显的抑制作用，除了继发细菌感染外各型脚癣均可用食醋外涂，或用等量的水稀释后浸泡，往往能取得良好的效果。

52. 何为花斑癣？

花斑癣俗称汗斑，是由圆形糠秕孢子菌所引起的。而这种菌是正常人体皮肤上常见的腐生寄生菌，只有在一些特殊情况下才会使人患病。其名为汗斑，可见与出汗多有关。因汗水与灰尘及皮屑形成污垢腐物，为花斑癣菌提供了生长和繁殖的条件，所以花斑癣在热带、亚热带地区更为多见。青年人，特别是男青年，由于活动多而出汗多，如果不及时换洗衣服和擦干皮肤，则很容易发生花斑癣。花斑癣多见于应用皮质类固醇激素的人，因这类人的表皮细胞更换周期延长，有利于真菌生长，若停用激素后花斑癣即好转。此外，身体虚弱、营养不良、糖尿病以及妊娠都可诱发本病。

花斑癣好发于多汗部位，如胸部、腹部、上臂、背部和颈部，有时可波及面部。皮疹开始呈细小斑点，多在毛囊口周围，随后逐渐扩大形成大小不一、颜色从淡白至深褐色不等的斑片，其上可见细小糠秕样鳞屑。皮损随时间的延长而发展，日久可形成色素脱失的斑点，不易消退。花斑癣一般很少有炎症反应，这是因为真菌只寄生于皮肤角质层内的缘故。皮损活跃时，偶有痒感。

诊断花斑癣，除了要仔细询问病史、观察皮损特点外，还可借助真菌检查，或刮取皮损处鳞屑在显微镜下直接寻找花斑癣菌，或通过滤过紫外线灯照射皮损处，若在镜下发现病菌或看到皮损呈黄色荧光，即可确诊。

53. 灰指甲是怎么回事？

手指甲或脚趾甲变成灰白色，人们通常称之为"灰指甲"。这其实是由真菌感染而引起的甲病，现代医学称为甲癣。能够引起甲癣的真菌有很多种，最常见的有红色毛癣菌、石膏样毛癣菌、絮状表皮癣菌等。

我们知道指（趾）甲都是很坚硬的，完好的甲板完全可以抵御任何微生物的侵袭。但为什么有那么多人会患甲癣呢？甲癣患者往往是先患有手癣或脚癣，真菌首先侵入甲周围的皮肤，然后通过指（趾）甲的生长演变，逐渐侵入甲板内，并进一步生长和繁殖，直到破坏整个甲板。如果真菌侵入甲根部，影响了甲的生长，就会引起甲发育不良或甲畸形。一般来说这个过程是比较缓慢的，而更多的情况下甲癣的发生是由于指（趾）甲因外伤或经常搔抓而破损后感染真菌引起的。例如患者有脚癣或股癣，由于瘙痒难忍常用手指甲搔抓，这样手指甲上会沾上许多病损中的真菌。长期反复搔抓摩擦，指甲很容易有破损，从而使真菌乘虚而入引起甲癣。

引起指甲改变的原因有很多，不能认为指甲有病都是甲癣。如果十个手指甲或脚趾甲同时发病，则往往是全身性疾病的一种表现。当然确诊甲癣的最根本的证据是真菌检查，即从病甲上刮取少量碎屑，或用显微镜直接检查，或在培养基上培养，只要能找到致病的真菌即可确诊。

54. 如何治疗灰指甲？

治疗灰指甲的方法很多，可以外涂药，可以内服药，还可以外科手术拔除病甲。手指甲和脚趾甲的生长速度是不同的，从根部开始至前游离缘，手指甲需要 100 天时间，而脚趾甲大约要 300 天时间，也就是说脚趾甲的生长速度只有手指甲的 1/3。所以治疗灰指甲必须要有耐心。

外科手术拔甲适于单发的灰指甲，可在局部麻醉下进行，或先用溶甲剂把病甲包扎 3 天，然后再拔除。由于甲的生长是从根部开始的，坏甲消除了新甲就可正常生长。但此法痛苦较大，不易接受。

局部涂药痛苦小，但比较费时费力，优点是比较经济、简便易行。方法是每日用刀先将病甲刮薄，外涂 30% 冰醋酸，每日 1～2 次，直至治愈为止，需 3～6 个月以上时间。涂药时应注意保护甲周的皮肤。

内服抗真菌药物适于多个指（趾）甲同时患病者，伊曲康唑是新一代抗真菌药，可用于各类真菌感染，尤其适于治疗甲真菌病。具体方法是每月 1 周冲击治疗，即每次 2 粒，每日两次，餐后即服，连服 1 周，停药 3 周为一个冲击疗程。手指甲需两个冲击疗程，脚趾甲需三个冲击疗程。此法疗效好，副作用小，但花费相对较高，而且部分患者停药后仍可复发。

总之，治疗灰指甲要因人而异，坚持不懈。同时还应积极治疗身体其他部位的癣病及慢性全身性疾病，提高自身抵抗力，防治并用，这样才有可能彻底治愈灰指甲。

动物性皮肤病

55. 疥疮是怎么回事？

疥疮是由疥螨引起的皮肤病，有强传染性，其传播与亲密接触有关，成人疥疮可通过性接触传播，在国外列为性传播疾病之一。

疥螨又称疥虫，分人疥螨和动物疥螨。人的疥疮由人疥螨引起。疥虫长 0.2～0.4 毫米，雌虫较大，雄虫较小。雌虫受精后钻入皮肤表面角质层内掘成隧道，在其内产卵，经 3～4 日后孵成幼虫。从卵到成虫约需要 15 日左右，疥螨离开人体后可存活2～3 日，白天睡觉，晚上活动，所以疥疮病人夜间瘙痒较重。本病以和疥疮患者同床睡觉而被传染最多，穿用患者衣服、握手也可传染，常在集体宿舍大流行。

疥虫先侵犯皮肤薄嫩部位，皮疹为小米粒大丘疹或丘疱疹，多见于指缝、腕部、肘窝、腋窝、乳房下、脐周、腰部、下股部、股内侧、外生殖器等处。有时可见隧道。在阴囊、阴茎、龟头等处发生豌豆大结节，俗称疥疮结节，为疥虫死后引起的异物反应。

本病患者自觉剧痒，夜间为甚，可继发感染而发生脓疱疮、毛囊炎、疖、淋巴结炎甚至发展为肾炎。

56. 如何防治疥疮？

10%（婴幼儿 5%）硫黄软膏遍搽全身，1 ~ 2 次 / 日，连续 3 ~ 4 日为一疗程。搽药前先用热水和肥皂洗涤，再搽药，搽药期间不洗澡，不更衣，以保持药效。一次治疗未愈者，一般需间隔 1 ~ 2 周方可重复使用。阴囊等处的疥疮结节，难以消退，在用上述药物治疗后可外用糖皮质激素霜剂或结节内注射醋酸氢化可的松混悬液，也可液氮冷冻治疗。

注意个人卫生，一旦确诊，立即隔离。家庭内成员及集体生活者同时治疗。患者的衣服、被褥、寝具煮沸消毒。

57. 虱病有几种？

虱病是由虱子寄生于人体叮咬吸血引起的瘙痒性、传染性皮肤病。虱子由于寄生部位不同和形态差异可分为头虱、体虱（衣虱）和阴虱三种，分别寄生在人的头发、内衣、阴毛上，多见于个人卫生不良者。人虱的宿主只能是人，它不能寄生在其他动物身上。在人群中通过直接接触或通过被褥、衣、帽等间接接触传播。阴虱主要通过性接触传播。

（1）头虱：头虱寄生于头发，尤其是耳后发际及头后部，多见于卫生条件差的妇女或儿童。虱体附着在发干上，发干一侧可见到虱卵黏附，呈散在椭圆形白点，俗称"机子"，约 1 周后虱卵可孵为幼虫。检查时可见头虱在头上爬行。虱叮咬后皮肤可出现红斑、丘疹，瘙痒剧烈，常因搔抓引起抓痕、血痂或继发感染、湿疹样变。重者有浆液渗出，可使头发粘连成束，并散发出臭味。

（2）体虱：体虱和虱卵隐藏在内衣衣缝和被褥的褶皱处。常在肩胛、腰部、臀部等处叮咬引起红斑、丘疹或风团，中央有一出血点，剧烈瘙痒，常因搔抓在皮肤上留有线状抓痕。

（3）阴虱：阴虱主要寄生于阴毛和肛周的体毛上，常由于性接触传染。阴虱紧抱于阴毛上，叮咬皮肤引起剧烈瘙痒，晚间为甚。皮肤出现红斑、丘疹，因搔抓引起抓痕和血痂，时久可继发湿疹或毛囊炎等。

虱病治疗以灭虱和灭卵为主。消灭头虱，男性最好剃头，女性可用 50% 百部酊、25% 苯甲酸苄酯乳剂擦遍头皮和头发，每日2 次，第三天用热水、肥皂洗头，用密篦子将虱和虱卵篦尽，用过的梳篦和帽子、头巾、枕套等同时进行消毒。消灭阴虱应剃除阴毛后外用 10% 硫黄软膏或 25% 苯甲酸苄酯乳剂。有衣虱时衣被等物应煮沸消毒。

58. 蜂蜇伤如何处理？

蜂蜇伤是由蜜蜂、黄蜂、大黄蜂、土蜂尾部毒刺蜇入皮肤所致，一般只有局部症状，如灼痛、瘙痒、红肿。有的可出现全身症状，大面积红斑，肿胀，甚至组织坏死，恶心乏力，休克，有的蜇伤后 10～14 天出现类似血清病的迟发型过敏反应。被蜂蜇伤后要采取以下措施：

（1）立即拔出毒刺。

（2）如黄蜂蜇伤，其毒液呈碱性，可涂食醋；若是蜜蜂蜇伤，其毒液为酸性，局部敷 5% 苏打溶液、肥皂水或 30% 氨水溶液。

（3）肿痛严重者，可于患处近心端注射盐酸吐根碱水溶液，以减轻疼痛，或 2% 利多卡因溶液注射于损害周围。

（4）严重者全身用皮质类固醇激素，休克者立即抢救，成人皮下注射 1：1000 肾上腺素 0.3 ~ 0.5ml，在 15 分钟后可重复此剂量，静脉用氢化可的松或地塞米松。

物理性皮肤病

59. 如何预防和治疗日晒伤？

日晒伤又称晒斑、日光性皮炎，是一种由日光照射引起的光线性皮肤病。

本病春末夏初好发，反应强度与光线强度、照射时间、肤色、种族等有关。日晒后数小时或十余小时后，曝光部位突然出现境界清楚的水肿性红斑，鲜红色，严重者发生水疱或糜烂，自觉灼热和疼痛。经过 1～2 天，红斑逐渐变暗，脱屑，消退后留有色素沉着。严重者约 1 周恢复。皮损面积较大时，可以出现全身症状，如发热、头痛、乏力、恶心等，甚至心悸、谵妄或休克。

预防：经常参加户外活动，增加皮肤对紫外线的耐受。避免烈日暴晒，外出时戴宽檐帽、穿长袖衣服或打伞。外出前涂抹防晒霜。

治疗：局部治疗以消炎、安抚、止痛为原则。一般外用炉甘石洗剂或糖皮质激素霜剂，严重者可用 3% 硼酸、鲜牛奶稀释液或生理盐水冷湿敷。每隔 2～3 小时冷湿敷 30 分钟，直到症状缓解。

有全身症状者口服抗组胺药、维生素 C、非甾体抗炎药，重症者口服糖皮质激素。

60. 多形日光疹是怎么回事？

多形日光疹是季节性反复发作、具有多形性皮损的慢性光变态反应性皮肤病。

该病呈明显的季节性发病，春季或初夏加重，秋冬季节自然缓解或消退。此后每年季节性复发，慢性病程。多见于中青年妇女。日晒后经过 24 ～ 48 小时潜伏期才发病。曝光部位发病频率由高到低依次为胸前 V 形区、上肢桡侧、手背、面部、肩胛和下肢，反复发作后可以累及非曝光部位。皮疹表现为多形性，如红斑、斑丘疹、丘疱疹、水疱、结节、斑块或苔藓化等。对单个患者而言，常以一种皮疹形态为主。最常见的是丘疹型和丘疱疹型，其次是痒疹型和红斑水肿型。患者自觉瘙痒明显，全身症状轻微。病程长短不一，预后没有色素沉着和瘢痕。

预防：经常参加户外活动，增加皮肤对紫外线的耐受。避免烈日暴晒，外出时戴宽檐帽、穿长袖衣服或打伞。外出前涂抹防晒霜。避免外用焦油类药膏；避免内服光敏药物，如氯苯那敏、四环素、喹诺酮类、磺胺类、灰黄霉素、异丙嗪等；避免食用光敏食物，如灰菜、无花果、芥菜、泥螺、香菇、木耳等。

治疗：外用炉甘石洗剂或糖皮质激素霜剂。口服抗组胺药物为主，症状明显或反复发作时，可以口服烟酰胺、羟基氯喹、硫唑嘌呤、β - 胡萝卜素，严重者可口服中等剂量的糖皮质激素。

61. 何为夏季皮炎？

夏季皮炎是与夏季的气候条件有明显关系的皮肤病。炎热的夏季，温度高、湿度大，特别是在高温环境下工作容易发生此病。初起，针尖大小红斑、丘疹，因瘙痒抓后可出现抓痕、血痂、皮肤肥厚及色素沉着，无糜烂及渗液，好发于成人四肢伸侧。随气温下降病情明显好转。以局部治疗为主，可外用 1% 薄荷炉甘石洗剂，马齿苋水煎外洗，滑石粉兑入少量冰片外扑。严重者全身应用皮质类固醇激素及抗组胺药。同时注意工作环境通风散热，衣着宽大透气，保持皮肤清洁干燥。

62. 痱子是怎样形成的？

痱子是在高温潮湿环境下引起的丘疹、水疱性皮肤病。炎热的夏季，汗液分泌增加，当周围环境湿度大时，汗液不易蒸发，致使表皮汗管口浸渍肿胀，引起汗孔堵塞，滞留的汗液在内压升高时使汗管发生扩张及破裂，继而外溢，引起周围组织发生丘疹、水疱等炎症。同时皮肤表面的细菌特别是球菌数量增多，产生毒素加重炎症反应。

根据汗管损伤和汗液溢出部位不同可分为以下几种类型：①白痱：又称晶形粟粒疹，汗液在角质层内或角质层下汗管溢出，引起针头大小透明水疱，壁薄，内容物清，无红晕，自觉症状轻，轻度脱屑，有自限性。好发于颈、躯干部。②红痱：又称红色粟粒疹，汗液在表皮螺旋汗管处溢出，引起针头大小丘疹或丘疱疹，有轻度红晕，自觉有轻度烧灼感及刺痒。好发于颈、躯干、臀部。③脓痱：又称脓疱性粟粒疹，多由红痱发展而来，针头大小浅表性小脓疱，内容物为无菌性或非致病性球菌。好发于皮肤皱褶处，小儿常见于头颈部。④粟粒疹：阻塞的汗管在表皮与真皮交界处破裂，形成密集的、与汗孔一致的非炎症性丘疱疹，出汗时皮疹增大，皮疹广泛时可引起头痛、头晕、发热。常见于热带反复发生红痱的患者。

治疗：注意环境通风散热，衣着宽大，勤换衣服，勤洗浴，浴后扑痱子粉，外用清凉、收敛、止痛药物，如痱子粉、1% 薄荷炉甘石洗剂、5% 明矾水。脓痱外用 2% 鱼石脂炉甘石洗剂、黄连扑粉，必要时口服抗生素。

63. 冻疮是怎样形成的？如何防治？

冻疮是机体受到寒冷侵袭后，发生在末梢部位的局限性红斑炎症性疾病。在气温 10℃ 以下的湿冷环境中易发生。

局部皮肤受到寒冷刺激后，小动脉血管强烈收缩，引起皮肤缺血、缺氧，细胞损伤，细胞内外微环境改变，代谢失常，血管麻痹性扩张，血浆渗出，形成水肿及组织坏死。潮湿环境中，体表散热加速，故冻疮发生率高。慢性感染或消耗性疾病、自主神经功能紊乱、营养不良、手足多汗、局部血循环障碍，可诱发或加重冻疮。

冻疮好发于肢端及暴露部位，如手指、手背、足趾、足背、足跟、面颊、耳廓、鼻尖等处，皮损为局限性红色或紫红色肿块，边界不清，皮温低，有痒感，严重者出现水疱、糜烂溃疡，伴疼痛。愈后遗留色素沉着及萎缩瘢痕。

局部注意保暖，保持干燥。口服血管扩张剂如烟酸、硝苯地平，未破溃者可用维生素 E 软膏、10% 樟脑软膏和辣椒酊。有溃疡者可外用 5% 硼酸软膏、红霉素软膏，同时配合音频治疗、二氧化碳激光或氦 - 氖激光局部照射。

64. 手足皲裂怎样形成的？

因各种原因导致的手足皮肤干燥和裂隙称为手足皲裂。本病的主要原因是掌跖皮肤角质层较厚和缺乏毛囊、皮脂腺。干燥、摩擦、外伤、酸碱物质、有机溶媒和真菌感染等因素亦可促发之。

本病常见于成人及老年人，秋冬季多见。尤其是寒冷季节从事露天作业及接触脂溶性、吸水性或碱性物质者容易发病。多发于手指、手掌、指趾关节面，足跟、足跖外侧。依皲裂的深浅度分为三度：一度仅达表皮，无出血、疼痛等症状。二度深入真皮浅层而有轻度疼痛，不引起出血。三度深入真皮、皮下组织，常引起出血及疼痛。

本病应防治结合，冬季保暖，外涂润肤油脂，少接触碱性肥皂，加强职业劳动保护，有手足癣、湿疹、鱼鳞病等病应积极治疗。局部可外用 10% ～ 20% 尿素软膏、0.1% 维 A 酸霜、10% 硫黄水杨酸软膏，用药前温水浸泡并削薄增厚的角质层，然后用塑料薄膜封包 1 小时。

65. 褶烂是怎么回事？

褶烂又称"间擦疹"，是发生于皮肤皱襞部位以红斑、糜烂为特点的急性浅表性炎症。多见于体胖婴儿或成人，在皮肤皱襞部位如腋窝、腹股沟、臀沟、乳房下等处，由于温热、潮湿使局部湿热散发不畅，引起角质层浸润，活动时与对侧皮肤相互摩擦即可发病。初为红色、暗红色水肿斑片，境界清楚，范围与相互摩擦的皮肤皱襞面一致，然后出现浸渍、糜烂、溃疡、瘙痒、疼痛，好发于湿热季节，易继发细菌、真菌感染。皱襞部位应经常清洗，尽量不使皱襞面相互接触，使病变处保持干燥。红斑期可仅用滑石粉、扑粉。少许渗出时可外涂 40% 氧化锌油或糊剂；渗出较多时可用 3% 硼酸溶液、0.1% 雷夫奴尔溶液、1：5000 高锰酸钾溶液湿敷。继发细菌或真菌感染时，可湿敷后再外用抗生素或抗真菌药物。

66. 鸡眼是怎么回事？

鸡眼是足部皮肤局限性圆锥状角质增生性损害，与局部长期受压及摩擦有关，穿鞋过紧或足畸形可使摩擦或受压部位的角质层增厚和向内推进，形成鸡眼。本病分硬鸡眼和软鸡眼两型。好发于青壮年，双足发病多见，偶见于手部。多数为 1～2 个，绿豆至蚕豆大，淡黄色、边界清楚，圆形或椭圆形，平坦或略隆起，削去外层可见中心有坚硬的针状角质栓，外周有一透明的淡黄色环，呈鸡眼状。硬鸡眼以足跖、小趾外侧和趾背多见，表面光亮，可达真皮乳头层，可发生剧烈的顶撞样疼痛。软鸡眼位于趾间之一侧，因汗液浸渍而变软，呈灰白色。

治疗：鸡眼膏，50% 水杨酸软膏，或水杨酸火棉胶，或 10% 硝酸银液外敷，每隔 1 周一次，直至尖端损害脱落。使用之前，热水浸软患处，削去表面角质层，保护好周围皮肤。无感染的鸡眼可用手术、激光或液氮去除之。手术一般不需麻醉，削去表面角质层，沿角质层的边界环形切除鸡眼栓和基底白膜，可联用上述药物外敷。

67. 胼胝是一种什么疾病？

胼胝是由于长期受压和摩擦而产生的局限性扁平角质增生，边界不清，中央厚，边缘较薄。除长期受压和机械摩擦之外，个体素质、职业和足畸形亦与本病有关。多见于成人，对称发生于手足，尤以掌跖骨突起部多见。自觉症状不显著，严重时有压痛。一般不需治疗，去除病因后常能自行消失。必要时削除表面角质层后，外涂角质剥脱剂，如30%水杨酸火棉胶、0.3%维A酸软膏或30%尿素软膏。

七

皮炎和湿疹

68. 什么是接触性皮炎?

接触性皮炎是皮肤或黏膜接触某些物质后,在接触部位发生的急性炎症。表现为红斑、肿胀、丘疹、水疱甚至大疱。祖国医学文献中记载的"漆疮"属于此范围。此病有的是由接触物质的原发刺激引起,有的是因接触物质的过敏反应引起。

69. 哪些物质会引起接触性皮炎?

能引起接触性皮炎的物质很多,主要有动物性、植物性和化学性3类。

(1)动物性物质:动物的毒素、昆虫的毒毛如斑蝥、毛虫等。

(2)植物性物质:某些植物的叶、茎、花、果或其产物,常见的有漆树、荨麻、除虫菊、巴豆、芥子、补骨脂等。

(3)化学性物质:是接触性皮炎的主要病因,此类物质品种繁多,主要有金属及其制品如镍、铬,日常生活用品如肥皂、洗衣粉、皮革、塑料及橡胶制品，化妆品如化妆油彩、染发水、增白膏、香膏，外用药物如汞剂、抗生素软膏、花露水、清凉油，杀虫剂及除臭剂，各种化工原料如汽油、油漆、染料等。在这些物质中，有些是直接接触其原料而发生，但大多数是使用其制品而致敏发病。另外，还有些是物质接触后经日光照射而致。

70. 如何防治接触性皮炎？

得了接触性皮炎，首先要积极寻找致敏的原因，当原因除去后，再给予适当的处理，则能加速痊愈。其次是尽量避免再接触已知的过敏源，不宜直接接触高浓度的任何药品或化学物质，慎用易致敏的外用药。必要时可做皮肤斑贴试验以证实过敏物质。

当接触致敏物质或毒性物质后，立即用大量清水将接触物质洗去，病程中避免搔抓、肥皂水洗及热水烫洗，不使用可能产生刺激的药物，以利于皮损及早康复。对于轻度红肿、丘疹、水疱而无渗液时可外用炉甘石洗剂。急性皮炎有明显渗出时可外用3%硼酸液冷湿敷，或用中草药马齿苋煎水冷湿敷。急性皮炎至亚急性阶段时，可用乳剂或糊剂。内服可以止痒、脱敏的抗组胺类药物如开瑞坦（氯雷他定片）、扑尔敏、赛庚啶等。中药则以清热凉血、解毒利湿之剂为主。

71. 成人湿疹有哪些特点？

成人湿疹在急性初起时局部可发红、水肿，自觉灼热瘙痒，继之在红斑上出现散在或密集的丘疹或小水疱，经搔抓或摩擦后，水疱破裂，形成糜烂面，有浆液渗出，干燥后结成黄色痂皮。如果皮疹在同一部位经久不愈或反复发作，即成为慢性湿疹，此时皮肤逐渐增厚，皮肤纹理加深，表面有抓痕血痂、色素沉着，有时呈灰褐色或暗红色。

72. 得了成人湿疹怎么办?

由于湿疹的原因比较复杂，临床表现和部位又各有其特点，故可以采用中西医结合的办法治疗。可在医生的指导下选用开瑞坦、氯苯那敏（扑尔敏）等抗组胺药物以止痒，中药在急性期可服用清热利湿、凉血解毒之剂，慢性病则服用健脾除湿、养血润肤之剂。外用药根据皮损各期的不同表现采用不同的药物剂型，如有液体渗出时，可选用油调剂：甘草油调祛湿散；皮损肥厚粗糙时，可选用黄连膏、10% ~ 30% 尿素软膏，并酌选适确得（卤米松）、艾洛松（糠酸莫米松软膏）、去炎松尿素（醋酸曲安奈德尿素乳膏）等皮质类固醇激素外用药，或配合使用益富清乳膏（曲安奈德益康唑乳膏）。总之，成人湿疹的各种表现不同，用药比较复杂，最好在医师指导下合理用药。

73. 成人湿疹的预防原则是什么?

成人湿疹可从以下 4 个方面进行预防：

（1）尽可能找到该病的诱发原因，患者的工作环境、生活习惯、饮食、嗜好及思想情绪，有无慢性病灶及内脏器官疾病，以除去可能的致病因素。

（2）避免各种外界刺激，如热水烫洗、暴力搔抓、过度洗拭以及其他对患者敏感的物质如皮毛制品等。不可自己乱用外用药，以免刺激。

（3）避免易致敏和刺激性食物，如鱼、虾、浓茶、咖啡、酒类等。

(4) 患者应在医师指导下进行诊治。

74. 何为特应性皮炎?

特应性皮炎过去曾称为"异位性皮炎"或"遗传过敏性皮炎",是一种与遗传过敏素质有关的特发性炎症性皮肤病。本病的症状多样,炎症可由急性到慢性,反复发作,有剧烈瘙痒,病程较长,在不同年龄阶段有不同临床表现。该病具有以下特点:①婴儿和儿童期皮疹多见于面部及四肢屈侧或肘及腘窝,呈红斑、丘疹及渗出等多形性损害;②青年及成人的损害常为肢体屈侧或伸侧的苔藓样变皮疹,呈慢性复发性过程;③个人或家庭中的遗传过敏史(哮喘、过敏性鼻炎、遗传过敏性皮炎);④瘙痒剧烈;⑤实验室检查可有嗜酸性粒细胞增高,血清 IgE 升高。根据以上特点可以诊断本病。

预防:注意发现并避免可能加重病情的环境因素(如搔抓、刺激性食物等);适当减少洗澡及使用肥皂的次数,以免过多去除皮脂膜,同时外用保湿剂;防止继发感染。

治疗:①外用药物治疗:原则与湿疹相同。糖皮质激素是控制病情、缓解症状的主要药物,应根据年龄和皮损状况适当选用,同时注意长期使用可能引起的不良反应。近年来外用免疫调节剂(如他克莫司和匹美莫司软膏)治疗取得较好疗效。②口服药物治疗:口服抗组胺药可不同程度地缓解瘙痒和减少搔抓;继发细菌感染时需加用抗生素;除皮损明显渗出外,一般不提倡使用抗生素预防感染。严重者短期使用糖皮质激素,可酌情使用环孢素等免疫抑制剂。③光疗:往往有效。④润肤和保湿剂:应作为患者的基础用品。

75. 何为淤积性皮炎？

淤积性皮炎又称静脉曲张性湿疹，是下肢静脉功能不全的一个常见表现。主要原因是静脉曲张后静脉压增高、静脉淤血、毛细血管通透性增加，纤维蛋白原漏出后形成管周纤维蛋白鞘，阻碍了氧气弥散和营养物质的输送，移行至组织中的白细胞还可释放蛋白水解酶造成皮肤炎症。

本病多累及下肢静脉高压患者，尤其是下肢静脉曲张者。发病可急可缓，急性者多由深静脉血栓性静脉炎引起，中老年女性多见，表现为下肢迅速肿胀、潮红、发热，浅静脉曲张并出现湿疹样皮损。发病缓慢者开始为小腿下 1/3 轻度水肿，胫前及两踝附近出现暗褐色色素沉着及斑疹（含铁血黄素沉积）；继发湿疹样改变时可出现急性皮损（如水疱、渗液、糜烂及结痂）或慢性皮损（如干燥、脱屑、苔藓样变）；由于内踝等处皮下组织较薄，病程较长者可因外伤或感染而形成不易愈合的溃疡。

治疗的目的主要是控制静脉高压。患者应卧床休息并抬高患肢，可用弹力绷带等促进静脉回流。外用药物治疗原则参照皮炎和湿疹，但应慎用糖皮质激素，顽固者可使用钙调磷酸酶抑制剂；有溃疡形成时用生理盐水清洗后外用 2% 莫匹罗星软膏，局部照射氦氖激光可促进愈合。溃疡面有脓性分泌物时（尤其是出现蜂窝织炎时）应全身使用抗生素。对上述治疗无效或反复发作者，可行曲张静脉根治术。

八

药疹和荨麻疹

76. 药疹是怎么引起的？

药物能治病也可以致病。在治疗疾病时，药物通过内服、注射、吸入、肛纳等途径进入人体。在体内，由于变态反应、中毒反应、光感作用或菌群失调及酶系统紊乱或竞争现象等因素，部分人常会引起皮肤黏膜反应，这就是"药物性皮炎"。中医把它叫做"药毒"，认为是先天禀赋不耐所致。

常见的能引起药物反应的有抗生素及磺胺（是最常见的引起药疹的药物，特别是阿莫西林、氨苄西林及长效磺胺）、解热镇痛类、安眠镇静与抗惊厥药（包括苯妥英、苯巴比妥、卡马西平及甲丙氨酯等）、血液制品及疫苗。随着中草药的广泛应用及剂型改革，中草药及某些中成药引起药物过敏的情况也逐渐增多。

药疹临床表现多种多样，同一药物在不同的个体可发生不同的临床表现，而同一临床表现又可由不同的药物引起。一般讲，药疹多在治疗 7～10 天后出现，如以前接受过同种药物或同类结构的药物治疗而致敏的患者，可于数小时或 1～2 日内迅速出现。

药疹的特点为：发病前有用药史，突然发病，呈泛发性、对称性分布，亦可为固定性皮疹、瘙痒、烧灼感，重者伴发全身症状，如发热、倦怠、全身不适甚至休克。皮疹类型较复杂，可为红斑、丘疹、结节、荨麻疹、血管神经性水肿、猩红热样疹、紫癜、大疱、水疱等，严重者可有剥脱性皮炎或呈重症多形红斑型、大疱性表皮坏死松解型等。

77. 得了药疹怎么办？

应尽快到医院就诊，并向医师提供可能致敏的药物或其名称。能确定致敏药物者应立即停服该药，已进入人体内的药物，应尽早设法排出（进流食、多饮水、输液、使用泻剂及利尿剂等），并对症治疗（抗组胺药、硫代硫酸钠、葡萄糖、维生素 B、维生素 C）。病情较重时应给予皮质类固醇激素。严重的药疹，要早期采用积极有效的措施，加强护理，给予高蛋白、高碳水化合物、维生素食物和进流食，注意空气流通，防止着凉，保持大便通畅，同时应注意防止继发感染，保持体内平衡，视病情补充维生素类药、保肝药、利尿剂或小量多次输血，随时注意皮疹及肝、肾、造血器官和神经系统功能的变化，并及时对症处理。

78. 何为荨麻疹？

荨麻疹是由于皮肤黏膜小血管扩张及渗透性增加而产生的一种局限性水肿，主要表现为边缘清楚的红色或苍白色的瘙痒性皮损，也称风团。

食物、药物、感染、物理因素、精神因素、动植物因素、内脏和全身性疾病是引起荨麻疹的主要原因。

皮疹为风团，大小不等，突然发生和消退，此起彼伏，消退后不留任何痕迹。严重者出现过敏性休克样症状，如心慌、烦躁、恶心、呕吐甚至血压降低。荨麻疹有皮肤划痕症、寒冷性荨麻疹、胆碱能性荨麻疹、日光性荨麻疹、压迫性荨麻疹、血管性水肿等特殊类型。

79. 如何治疗荨麻疹?

（1）全身治疗：抗组胺药应用，扑尔敏、赛庚啶是第一代抗组胺药，一些对抗组胺药嗜睡作用较敏感者、驾驶员、高空作业人员、工作学习要求高度集中者可选第二代抗组胺药，如西替利嗪、咪唑斯丁、氯雷他定等。同时去除病因。出现休克者及时抢救，必要时全身应用糖皮质激素。慢性荨麻疹，积极寻找病因，不宜使用糖皮质激素，一般以抗组胺药为主，并且抗组胺药应联合使用。

（2）外用药物：夏季可选用止痒液，冬季选用止痒剂如苯海拉明霜。

（3）中医治疗：中医认为风邪是荨麻疹的主要原因。急性期多属风热型，治则为祛风清热，可用疏风清热剂（荆芥、防风、白蒺藜、生牛蒡子、苦参、连翘、蝉衣、地肤子、茯苓、生甘草）加减。慢性荨麻疹多气血两虚型，体质较弱或老年者，治则为养血祛风，益气固表，方用当归饮子加味。

九

瘙痒性皮肤病

80. 皮肤瘙痒症是怎么回事？

皮肤瘙痒症是指皮肤上无原发性损害，仅有瘙痒的皮肤病。有时可因搔抓出现继发性损害。根据瘙痒部位及范围分为全身性和局限性两类。全身性瘙痒症与某些系统性疾病如糖尿病、原发性胆汁性肝硬化、慢性肾衰竭、缺铁性贫血、甲状腺疾病、淋巴瘤、内脏恶性肿瘤、寄生虫病、艾滋病等有关。月经不调、妊娠、温度、日光、酒类和化学、生物刺激，以及吩噻嗪、阿片、合成激素等药物亦可引起本病。局限性瘙痒往往与内裤过紧、痔疮、阴道念珠菌病、滴虫病、接触卫生巾等有关。

全身性瘙痒：①瘙痒为阵发性，以夜间明显，严重者影响睡眠；②可由局部发展至全身；③皮肤上常见抓痕、血痂、苔藓样变及色素沉着；④有时可继发毛囊炎、疖病及淋巴结炎；⑤老年人常因皮脂腺功能减退，皮肤干燥，而引起老年性瘙痒症；⑥冬季气候干燥引起皮肤脱屑、瘙痒，称为冬季瘙痒症。

局限性皮肤瘙痒症：①按照瘙痒发生的不同部位而诊断为肛

门瘙痒症、阴囊瘙痒症、女阴瘙痒症、小腿瘙痒症和头皮瘙痒症；②局部皮损因长期搔抓而出现糜烂、皲裂、肥厚、苔藓样变及色素沉着；③常因夜间剧痒引起失眠、精神抑郁。

治疗：①仔细追查原发疾病，并进行相应治疗。戒除搔抓及不良习惯是根治关键。②全身治疗可选用抗组胺药及镇静止痒药。老年患者可酌情采用性激素，男性用丙酸睾酮，女性用己烯雌酚。③局部治疗可外用 1% 麝香草酚炉甘石洗剂，1% 薄荷脑软膏及 1% 达克罗宁洗剂、乳剂，1% 冰片乳剂，糖皮质激素霜剂及软膏。局部瘙痒者可用静脉封闭疗法。④物理疗法有糠浴、淀粉浴、矿泉浴、皮下输氧、紫外线照射等多种方法。⑤中药辨证治疗，可配合针灸及中药外洗。

81. 何为神经性皮炎？

神经性皮炎又称慢性单纯性苔藓，是一种常见的慢性瘙痒性皮肤病，以皮肤的苔藓样变和阵发性剧痒为特征。本病病因尚不清楚。中枢神经系统的功能失调与本病的发生有明显关系。患者常有精神紧张、焦虑、易怒等精神症状。

本病呈慢性经过，易复发，无渗出倾向，根据病变范围分为局限型及播散型。

（1）局限型：临床多见于青壮年。好发于颈项、四肢伸侧、腰、会阴、阴囊、眼睑、外耳等部。皮疹初为成群的粟粒至绿豆大小扁平丘疹，圆形或多角形，渐融合成边界清楚的苔藓样斑块，呈淡红、黄褐色或正常肤色，表面光滑或有少量鳞屑。皮疹剧痒，影响睡眠、工作。

（2）播散型：①好发于成人及老年人；②皮疹散发全身；③皮损多呈苔藓样变，有色素沉着，伴有抓痕、血痂；④剧痒。

治疗：①解除精神紧张，限制辛辣食物，禁烟酒，避免搔抓、热水肥皂洗浴。②对有神经衰弱、胃肠道功能紊乱、感染灶者予以治疗。③口服抗组胺药和镇静、催眠药，普鲁卡因静脉封闭（播散者）。④局部外用糖皮质激素乳剂、软膏及焦油类各种止痒剂。还可选用泼尼松龙局部封闭。⑤物理治疗，视病情选用紫外线治疗、磁疗、矿泉浴、浅层 X 线照射。⑥中药辨证治疗。

82. 痒疹是一种什么疾病？

痒疹是一组瘙痒剧烈，以风团样丘疹、结节为基本损害的皮肤病，病因不清，多认为与变态反应有关，如虫咬、食物过敏、药物过敏、环境改变、胃肠道功能紊乱、病灶感染，也可能与遗传有关。

（1）小儿痒疹：多见于 1 ～ 3 岁儿童。好发于四肢伸侧，以下肢为著。初起为风团样丘疹、丘疱疹，风团消退后，留有粟粒至绿豆大淡红色、褐色坚硬小结节，即痒性小结节，长期搔抓可出现苔藓样变。病程呈慢性，患儿常伴营养不良、贫血、消瘦，易激动，瘙痒剧烈，青春期常自愈。

（2）成人痒疹：又称寻常性痒疹，多见于成年人。好发于躯干、四肢伸侧，对称。初起为粟粒至绿豆大小风团样肿块、丘疱疹，初起风团消失，继以坚实的小丘疹，结痂，多剧痒。病程久，易反复，反复搔抓后留有苔藓样变。

本病的治疗首先是尽可能去除病因和诱发因素，改善营养及卫生状况，防止虫咬，纠正胃肠功能失调，治疗原发疾病。可给予抗组胺类药、钙剂、维生素。成人痒疹可静脉注射葡萄糖酸钙或硫代硫酸钠，适当给予镇静止痒药。外用炉甘石洗剂、糖皮质激素软膏及焦油类软膏，也可行糠浴、硫黄浴。

红斑鳞屑性皮肤病

83. 银屑病临床表现如何？

银屑病俗称"牛皮癣"，是一种常见的慢性复发性炎症性皮肤病。病因尚未清楚，目前认为是遗传因素与环境因素等多种因素相互作用的多基因遗传病，其发生机制是一种免疫介导性疾病。与季节有明显的关系，春冬季多发。

初为绿豆大小红色斑丘疹，渐融合成斑片，表面有厚层鳞屑，呈银白色，鳞屑易刮除，有典型的薄膜现象及点状出血现象。好发于头皮及四肢伸侧，广泛对称，皮疹多形性，如点滴状、钱币状、蛎壳状、花瓣状、疣状等。分进行期、稳定期和消退期。临床上有四型：寻常型、脓疱型、关节病型、红皮病型银屑病。

84. 银屑病能根治吗？

所谓的"根"，是指一个病的病因。只有将病因去除掉，"根"才能被除。银屑病是一种病因不明的皮肤病，其发病机制尚待进一步研究，因此说银屑病"除根"，是一种不科学的提法。通过药物治疗，可以使银屑病的皮损全部消退，达到临床治愈。但是银屑病仍可复发，有的人治愈后多年不再发生，也有的人年年复发，且年年加重。有人统计，银屑病治疗期间皮损消退越快，再发的间隔时间就越短。

目前西医对银屑病的治疗以外用药物为主，大多为皮质激素、维A酸、焦油制剂等，内服药物以免疫制剂及抗肿瘤药物为主。这些药物只能在某种程度上缓解病情，当然不能达到"除根"的目的。而中医药辨证治疗对银屑病的治疗及预防复发有着独到的优势。中医药治疗毒副作用小，复发率低，安全有效，且有的患者经中药治疗痊愈后，跟踪调查二十余年未再复发。大多数银屑病发病有季节性，每于发病季节来临，根据中医理论辨证施治，可以凉血活血，清热解毒，能预防或减轻银屑病复发。

总之，当前说银屑病能"除根"或"包治"还为时过早，因为银屑病的根本病因未找到。但是随着科学的不断发展，各种检测手段越来越丰富，银屑病的"根"最终会被找到并拔除。

85. 为什么治疗银屑病不能用"一针灵"？

经常看到一些小报上刊登的"治疗牛皮癣，一针见效，无效退款"等广告，在某些电线杆上也能看到"一针灵"的踪影。有些人注射了这样的针剂后，身上的皮损一下子就消退了。但是好景不长，大约1个月后，皮损会卷土重来，且往往比以前更重。

所谓的"一针灵"，实际上是一种长效皮质类固醇激素。

激素的使用有着严格的规定。对于寻常型银屑病，一般不主张使用皮质激素。因为皮质激素的有效剂量往往较大，会引起感染、骨质疏松等全身性的严重副作用。由于使用剂量较大，容易产生药物依赖性，必须长期服用，一旦停药或减药，则会复发。所以激素仅用于红皮病型、关节病型以及泛发性脓疱型银屑病患者，且使用时应逐步减量，切忌骤然停药。

权衡激素的利与弊，建议银屑病患者不要使用"一针灵"，更不要轻信某些虚假广告的花言巧语。患了病应当去正规医院求治，以期早日控制病情。

86. 治疗银屑病应注意哪些事项？

（1）向患者说明病情及基本知识，配合心理治疗，解除精神负担，尽量避免各种诱发因素。

（2）寻常型银屑病对身体健康影响不大，切不可盲目追求彻底治疗而采用可导致严重毒副作用的药物，如全身使用皮质激素、免疫抑制剂，反而使病情恶化，转化成脓疱型或红皮病型银屑病等。

（3）对处于进行期的寻常型银屑病、急性点滴状银屑病、红皮病型银屑病及脓疱型银屑病应外用温和药物，禁用刺激性强的外用药物。

（4）针对不同病因、类型、病期给予相应治疗。如点滴型银屑病常因上呼吸道感染诱发，给予提高细胞免疫功能及升高白细胞药物治疗；精神因素诱发者给予镇静剂治疗，同时配合心理治疗。

（5）局限性银屑病损害，以局部外用药为主，皮损广泛严重者给予综合治疗。

87. 治疗银屑病的常用方法有哪些？

（1）外用药物治疗：①焦油制剂：目前仍被认为是治疗寻常

型银屑病的良好药物，常用黑豆馏油、松馏油、煤焦油软膏等，浓度一般为 5% ～ 10%。这些制剂无刺激性，即使长期使用也无明显副作用，对轻、中度银屑病均有效。②地蒽酚：是治疗慢性斑块型银屑病的有效药物。一般配成 0.1% ～ 1% 地蒽酚软膏，单独外涂或与窄波紫外线（NB-UVB）及长波紫外线（UVA）联合应用。③糖皮质激素：有肯定的疗效，可使用霜剂、软膏及硬膏。长期使用可产生皮肤萎缩、毛细血管扩张、毛囊炎、色素沉着等不良反应，故不宜大面积或长期外用。④维 A 酸制剂：0.05% ～ 0.1% 他扎罗汀凝胶是新一代的维 A 酸制剂，治疗斑块型银屑病疗效较好，可与糖皮质激素制剂或光疗联合应用。⑤维生素 D_3 衍生物：钙泊三醇软膏或溶液能够抑制表皮角质形成细胞的过度增生和诱导其分化、成熟。一般用药后 1 ～ 2 周显效，6 ～ 8 周可使皮损显著改善。⑥其他：如 10% 环孢素溶液、氟尿嘧啶制剂治疗银屑病病甲，0.1% ～ 1% 含氮酮的甲氨蝶呤治疗斑块型皮损，15% ～ 20% 尿素软膏治疗脓疱型的掌跖部皮损等均有一定疗效。

（2）全身治疗：①维 A 酸类：主要是芳香族维 A 酸类的阿维 A 酯或依曲替酸，一般用量为 0.5 ～ 1.0mg/（kg·d），最大不超过 75mg/d。对红皮病型及脓疱型银屑病以及顽固的慢性斑块型银屑病有良好效果。②免疫抑制剂：a. 甲氨蝶呤：主要适用于治疗关节病型银屑病。一般每周 7.5mg，即 2.5mg 每 12 小时服 1 次，连服 3 次，以后每周重复给药。症状控制后渐减至每 10 ～ 14 天服 7.5mg，直至每周 2.5mg 巩固并维持疗效。常见的不良反应包括厌食、恶心、口腔溃疡、肝功能及造血功能障碍，少数患者可出现肝硬化、再生障碍性贫血及白血病等。b. 环孢素 A：是一种新型免疫抑制剂，用量为 3 ～ 5mg/（kg·d），可用于关节病型及脓疱型银屑病。该药可引起高血压，有一定的肾毒性。c. 他克莫司：为钙调神经磷酸酶抑制剂，具有很强的免疫抑制作用，0.15mg/d，分 2～3 次服用。d. 雷公藤多苷：主要用于关节病型和脓疱型银屑病。主要副作用是胃肠道反应和月经紊乱。③糖皮质激素：一般不主张用于寻常型银屑病，仅在红皮病型、关节病型及泛发性脓疱型银屑病患者应用其他疗法无效时使用。④抗生素类：常用青霉素类及红霉素类，主要适用于急性点滴状银屑病及进行期的寻常型银屑病伴有扁桃腺炎或咽炎者。⑤生物制剂：包括英夫利昔单抗、依那西普、阿法西普、阿达木单抗等，临床用于治疗中、重度银屑病，尤其是关节病型银屑病，有良好的疗效。⑥中药治疗。

（3）物理疗法：①浴疗：常用的有矿泉浴、硫黄浴、糠浴、海水浴及中药浴，可改善皮肤微循环，减轻炎症浸润。②光疗：光疗也可与药物及水疗配合使用。如沿用多年的 Goeckerman 三联疗法，每日外用煤焦油制剂，数小时后洗澡，然后接受中波紫外线照射，该疗法疗效确切。③光化学疗法（PUVA 治疗）：适用于其他疗法不能控制的顽固性银屑病，皮损范围超过体表面积 30% 者。

（4）其他疗法：生物反馈疗法、血液滤过和透析疗法、高压氧疗法及光量子疗法等均有一定疗效。

88. 中医如何治疗银屑病？

中医治疗的关键在于掌握银屑病的病因病机及辨证分型。

本病的发病是由禀赋不足，腠理疏松，风邪外束，气血失和，阳气闭郁，蕴而化热，热盛生风化燥，阻于肌表而生；病久则气血耗伤，自虚生风，肌肤失养；或由营卫失和，气血运行受阻，以致瘀阻肌表而发病。

本病辨证分上中下：

（1）血热风燥证：多见于本病进行期，皮损不断增多，颜色鲜红，点状出血明显，鳞屑增厚，瘙痒。伴有怕热，大便干结，小便黄赤，舌红苔黄，脉象滑数。治宜散风清热，凉血润燥法。方选克银一方化裁。药用：土茯苓 30g，忍冬藤 15g，北豆根 10g，草河车 30g，板蓝根 15g，白鲜皮 15g，威灵仙 10g，生甘草 6g，水煎服，每日 1 剂。

（2）血虚风燥证：多见于本病静止期及消退期，皮损不再扩大，或仅有少数新发皮疹。皮肤干燥，皮损皲裂疼痛。可伴有头晕眼花，面色苍白，舌淡苔薄，脉象濡细。治宜养血润燥，祛风清热法。方选克银二方化裁。药用：生地 30g，丹参 15g，玄参 15g，连翘 10g，水煎服，每日 1 剂。

（3）血瘀阻络证：病程较长，反复发作，多年不愈，皮损紫暗或有色素沉着，鳞屑较厚，或伴有关节活动不利，舌暗有瘀斑，脉象细涩。治宜活血化瘀，祛风润燥法。方选血府逐瘀汤化裁。药用：桃仁 10g，红花 10g，赤芍 15g，当归 15g，生槐花 20g，丹参 30g，枳实 10g，桔梗 6g，川牛膝 15g，紫草 10g，生甘草 6g，水煎服，每日 1 剂。

89. 如何预防银屑病复发？

预防银屑病复发应注意以下几点：

（1）保持乐观的情绪：有人统计，银屑病患者 75% 以上伴有急躁、激动、易怒的不良情绪。很多患者因精神刺激而发病或加重，也有的患者因心情开朗而自愈。因此，树立战胜疾病的信心，保持平和的心境，是预防银屑病复发的一剂良药。

（2）适当的休息及运动：锻炼自己的体魄，增强抵抗力，如太极拳锻炼、气功疗法等。

（3）养成良好的饮食习惯：不饮酒，不吸烟，不吃辛辣刺激食物以及羊肉、海鲜等腥膻之品。

（4）清除病灶：积极治疗感染伤口及炎症，尤其是扁桃腺化脓肿大。切除经常发炎的扁桃腺，可利于银屑病的治疗及预防。

（5）经常内服叶酸、维生素 A、维生素 C、维生素 B_{12} 等药物。

（6）每于好发季节之前，适当服用凉血润肤中药，能够有效避免或减轻银屑病复发。

（7）寒冷季节发病的患者，应经常进行日光浴。

90. 银屑病患者常洗温泉好吗？

有些近代文献报道，洗温泉可以治疗银屑病。洗温泉实际上就是矿泉浴，是指用含有矿物质的温泉来浸浴、冷浴、擦浴及淋浴患者，矿泉浴的温度通常是 36 ~ 38℃，每次治疗 10 ~ 20 分钟。也有温度较高的热浴，可达 40 ~ 42℃，一般用于局部治疗。据报道，应用矿泉浴疗法治疗银屑病，总有效率可达 85%。因此种疗法疗程长，效果一般，且治疗不便，所以近年来多作为一种辅助疗法来应用。

温泉疗法也有一定的适应证，尤其是温度超过 38℃ 的热浴。对于静止期及消退期患者，矿泉浴可去除鳞屑，促进血液循环，降低神经的兴奋性并达到镇静止痒作用，且能改善全身的循环状态及新陈代谢的过程，但对进行期的患者来说，因机体处于高度敏感状态，洗浴可由于水的冷热刺激而使皮损加重，亦可因用力擦洗伤及表皮而发生同形反应，使皮损泛发加重。

因此，不是所有的银屑病患者都适宜矿泉浴的。对进行期的患者要尽量避免洗浴，以防皮损加重；而对于静止期及消退期的患者则应鼓励矿泉浴，以帮助鳞屑大量脱落，促进全身血液循环，以利疾病的早日康复。

91. 何为玫瑰糠疹？

玫瑰糠疹是一种常见的皮肤病。之所以称玫瑰糠疹，是因为它的皮疹呈玫瑰红色，椭圆形，上面覆盖着一层糠状的薄皮，称为糠状鳞屑。

玫瑰糠疹好发于春秋雨季，中青年人发病较多，女性稍多于男性，发病最初是在躯干部出现一个圆形淡红色斑，被称为"母斑"。母斑不断扩大，甚至可达鸡蛋大小。之后躯干部陆续出现比较小的红斑，多时可蔓延到颈部及四肢近端，一般不发生在颜面部及小腿。皮疹分批出现，所以在病人身上可以同时看到玫瑰色、黄红色、黄褐色、淡褐色的皮疹。这些皮疹大多数为椭圆形，其长轴与皮肤纹理相一致。

一般病人都无症状，有的自觉发痒，痒感轻重不等。个别病人有低热、头痛、全身不适、咽喉痛、关节痛或淋巴结肿大等全身症状。

玫瑰糠疹病程一般为 4～6 周，也有 2～3 个月的。这种病不治疗也可以自行消退，一般不再复发。皮疹消退先从中央开始，由玫瑰色变为黄红色，由黄红变为黄褐色、淡褐色，直到最后消退，边缘消退较晚，周围的鳞屑形成环状。皮疹消退后不留任何痕迹。

92. 何为白色糠疹？

白色糠疹又名单纯糠疹，俗称"桃花癣"，是好发于儿童及青少年面部，以干燥糠状鳞屑性减色斑为特征的一种常见病。多认为是一种非特异性皮炎，营养不良、维生素缺乏、日晒、皮肤干燥、碱性肥皂清洗及感染等可能是诱发因素。

　　本病好发于儿童及青少年，多发于春季。颜面部出现境界清楚的圆形或椭圆形苍白色斑，覆以少许糠状鳞屑，多无自觉症状，预后好，数月至一年余可自行消退，仅遗留轻度色素减退斑。

　　治疗：保持面部清洁，勿用碱性过强肥皂洗涤；外用 5% 硫黄霜、2% ~ 3% 水杨酸软膏、5% 尿素软膏，保持皮肤滋润，内服 B 族维生素。

十一

血管性皮肤病

93. 何为过敏性紫癜？

过敏性紫癜是一种过敏性毛细血管和细小血管的血管炎，其特征为非血小板减少性紫癜，皮肤和黏膜可出现瘀点，可伴有关节痛、腹痛和肾脏的病变。本病致病因子复杂。细菌、病毒、食物和药物等诱因均可促使发病。恶性肿瘤和自身免疫性疾病亦可导致本病。

本病多见于儿童和青少年，男性多于女性，发病前常有上呼吸道感染、低热、全身不适等前驱症状。继而皮肤黏膜出现散在瘀点，可稍隆起呈斑丘疹状出血性紫斑，部分有融合，经 2～3 周，颜色由暗红变为黄褐色而消退。新疹成批发生，多见于下肢，以小腿伸侧为主，重者波及全身。仅累及皮肤者，称为单纯型；关节受累者称关节型；伴腹部症状者称腹型；如肾受损，可出现蛋白尿、血尿、管型尿，重者可反复发作成慢性肾炎，称肾型。

治疗原则：①去除病因。②服用降低血管通透性的药物，如维生素 C、芦丁和钙剂。③对关节型可用非激素抗炎药及氨苯砜。

④严重者酌情应用糖皮质激素及免疫抑制剂。

94. 为什么有些小儿哭闹后眼睑及周围会出现瘀点？

有些小儿长时间哭闹后会在眼睑部出现淡红色瘀点，称为血管内压增高性紫癜。这种现象还会发生在小儿百日咳及剧烈呕吐时、肺心病患者剧烈咳嗽时，由于局部小血管和毛细血管压力突然增高，静脉回流受阻、缺氧而致血管壁破损、出血。小儿毛细血管脆弱，易于破裂，此种疾病较多见。成人患此病，则应查血小板计数，排除血小板减少性紫癜的可能。患此病时可使用冷毛巾放在出现紫癜处进行冷敷，以收缩毛细血管，减少出血；并口服维生素 C 以增强毛细血管弹性。中医将此病多归于脾不统血证范畴，治宜益气摄血法。方选归脾汤化裁。

95. 什么是变应性皮肤血管炎？

变应性皮肤血管炎是一种主要累及真皮浅层毛细血管后静脉的皮肤小血管炎，发病机制以Ⅲ型超敏反应为主。本病病因复杂，细菌、病毒、真菌、寄生虫、药物、自身免疫性疾病和恶性肿瘤等均可导致本病，约半数病例病因不明。

本病青年人多发，女性多于男性。急性期可有轻度全身症状，如发热、头痛、肌肉痛等。皮损好发于静脉压较高的下肢和踝部，以及持重或受压部位。皮损呈多形性，起病通常为一批可触性紫癜、红斑、丘疹，进而出现水疱、血疱、多形红斑样损害、风团样损害，后期以结节、坏死、溃疡为主。可触性紫癜是本病标志性损害，风团样损害、结节、坏死和溃疡为特征性表现。皮损消退后遗留色素沉着或萎缩性瘢痕。本病多起病急，病程长，易反复发作，迁延数年，自觉轻痒、烧灼感或疼痛，常伴踝部水肿。合并肾、胃肠道、肺、心脏和中枢神经系统受累时，称为系统性变应性血管炎。

治疗应积极寻找病因，去除感染灶，停用可疑致敏药物。急性期应卧床休息，抬高患肢。轻症患者首选沙利度胺或氨苯砜。皮损广泛、症状严重者应选用糖皮质激素治疗，如泼尼松，可联合应用沙利度胺；对于病情进展迅速、有严重脏器损害者，应用糖皮质激素与免疫抑制剂如环磷酰胺等联合治疗。

96. 白塞综合征是一种什么疾病？

白塞综合征又称口 - 眼 - 生殖器综合征，是一种以血管炎为病理基础的慢性、反复发作的多系统疾病，好侵犯眼、口、生殖器和皮肤，病情严重时可累及中、大血管，出现多系统损害。本病病因不明，多认为是一种多因素性免疫异常性疾病。

本病好发于 20 ～ 30 岁人群，男性发病率高于女性。病情呈反复发作和缓解交替。主要包括：

（1）口腔溃疡：每年至少发作 3 次以上是诊断的必要条件。溃疡呈自限性，1 ～ 2 周愈合，易复发是其主要特点。

（2）眼部损害：主要表现为虹膜睫状体炎、葡萄膜炎、前房积脓、结膜炎和角膜炎等。

（3）生殖器溃疡：临床表现与口腔溃疡相似，疼痛明显，好发于外生殖器、肛周、会阴等处，女性阴道和宫颈也可累及。

（4）皮肤损害：多于黏膜病变后出现。皮损类型多样，包括结节性红斑样皮损、毛囊炎、痤疮样皮损等。

本病尚无特效治疗方法。治疗目的是对症治疗、控制症状、防止复发和减少重要器官的不可逆损伤。局部治疗以减轻刺激和促进口腔溃疡愈合为原则。对皮肤黏膜病变，尤其是生殖器溃疡应保持局部清洁，避免继发感染。口腔溃疡者可应用四环素溶液、硫糖铝混悬液，眼部损害者可选用糖皮质激素滴眼液。

97. 什么是色素性紫癜性皮肤病？

色素性紫癜性皮肤病是一组类似的由淋巴细胞介导的红细胞外渗所致的疾病，包括进行性色素性紫癜性皮病、毛细血管扩张性环状紫癜、色素性紫癜性苔藓样皮炎及瘙痒性紫癜。本病病因不明，与毛细血管壁病变有关。体位的重力作用和静脉压升高是重要的局部诱发因素。治疗效果常不满意，维生素C、芦丁、抗组胺药等口服，局部皮质激素封包有一定疗效。系统应用糖皮质激素疗效较好，但停药易发，亦可用活血化瘀类中药。

98. 哪些人易患静脉曲张？

（1）妊娠妇女：妊娠时子宫增大，压迫髂静脉，引起静脉内压力增高，而发生静脉曲张；同时，妊娠期盆腔内血流量增加，影响下肢血液回流，亦为发病因素之一。

（2）盆腔肿瘤患者：盆腔内肿瘤和肿大的淋巴结压迫髂静脉，引起下肢静脉压增高，易于发生静脉曲张。

（3）深静脉血栓形成患者：深静脉血栓形成，阻碍深静脉血液回流，增加浅静脉负担，浅静脉代偿性扩张。

（4）从事经常站立工作者：教师、售货员、礼仪小姐以及需要长久站立的工作人员，由于重力作用，使血液压力较大地作用于静脉瓣，长此以往，使静脉瓣功能受损，血液不能正常回流而发病。

(5) 小腿静脉受伤者：由于浅静脉壁和静脉瓣受伤，愈合后可能影响管壁弹性和瓣膜功能，而于受伤处发生静脉曲张。

(6) 老年人及先天性静脉壁薄弱者：老年人静脉壁开始退化，瓣膜功能亦减弱；先天性静脉壁薄弱者，静脉缺乏弹性，易于松弛，静脉内压增大时，管腔扩张，引起静脉瓣闭锁不全，血液向下倒流，静脉压增高，于是静脉先扩大，继而延长弯曲成为静脉结节。

99. 静脉曲张患者应注意些什么？

(1) 避免久站、久立，防止下肢负重。对于教师、售货员、礼仪小姐等长时间站立的人，一旦出现静脉曲张，则应尽早更换职业，以免加重病情并导致并发症出现。

(2) 轻度静脉曲张、临床症状不明显的患者，可以长期应用弹性绷带或绑腿裹住小腿，以防止其继续发展。长期站立的人亦可应用弹力绷带预防静脉曲张产生。

(3) 进行正确的腿部运动，可在床上仰卧，做蹬自行车、抬腿、双腿屈伸等运动，能够增强腿部肌肉弹性，帮助血液回流，减缓静脉曲张。

(4) 可配合按摩及红外线烤灯等物理疗法，这些物理疗法能够促进血液循环，帮助血液回流，减少静脉压力。

(5) 避免足部及小腿部碰伤。因为静脉曲张形成静脉结节，静脉结节的管壁较薄，并常与萎缩的皮肤相粘连，轻度损伤即引起破裂出血。另外，静脉曲张的局部血液循环障碍，一旦皮损破裂，则不易痊愈，易于感染而引发严重并发症。过度搔抓亦会引起上述损害。因此，静脉曲张患者应避免小腿部碰伤及过度搔抓。

十二

结缔组织病

100. 引起红斑狼疮的原因有哪些？

红斑狼疮是一种自身免疫性结缔组织病，多见于 15～40 岁的女性，男女之比约为 1：9。它可分为盘状红斑狼疮、亚急性皮肤型红斑狼疮、系统性红斑狼疮。病因尚未清楚，与下列因素有关：①遗传因素。②性激素：本病在育龄期妇女发病率高，目前认为雌激素与本病有关。③环境因素：紫外线可使表皮细胞的 DNA 抗原发生改变，激发机体产生抗 DNA 抗体，而加剧病情。④药物及其他：多种药物如肼苯达嗪、普鲁卡因胺、甲基多巴、异烟肼、青霉素等能诱发药物性红斑狼疮。此外，寒冷、外伤、精神创伤均可诱发本病。

101. 系统性红斑狼疮有哪些损害？

早期表现多种多样，可出现长期低热、间断性不明原因的高热、倦怠乏力、关节酸痛及体重下降等全身症状。部分患者长期患慢性荨麻疹、过敏性紫癜、结节性红斑等皮肤病。

（1）皮肤黏膜损害：约 90% 的患者有皮损，面部蝶形红斑、甲周红斑及指（趾）末端出现紫红色斑点和瘀点或弧形斑，伴指尖的点状萎缩。

（2）关节症状：约 95% 的患者有关节痛，常累及手指、足趾、膝及腕关节，似类风湿关节炎表现，有晨僵。

（3）肾损害：75% 的患者有肾损害。

（4）心血管系统损害：76% 的患者有心脏损害，以心包炎最多见。50% 的患者可出现动脉炎、静脉炎。

（5）呼吸系统损害：可出现双侧干性胸膜炎或胸腔积液。

（6）精神神经症状：可表现为各种精神障碍如躁动、幻觉、妄想及强迫观念。也可有神经系统症状，如颅内压增高、脑膜炎、脑炎及癫痫样抽搐等。

（7）消化系统症状：口腔溃疡、恶心、呕吐、腹痛、腹泻等症状。

（8）血液系统损害：常见溶血性贫血、白细胞减少、血小板减少。

102. 红斑狼疮预后如何？

目前系统性红斑狼疮不能达到彻底治愈的目标。但 5 年生存率在 90% 以上，10 年生存率在 80% 以上，治疗成功一方面是让患者对自己的疾病有正确的认识，使其充满信心，坚持随访，按医生的指导坚持合理治疗；另一方面是提高患者的生活质量。

103. 皮肌炎有何表现?

皮肌炎是一种累及皮肤和肌肉的非感染性的急性、亚急性或慢性炎症性疾病,为自身免疫性结缔组织病之一。多见于 40 ~ 60 岁,男女之比例约 1:2。上眼睑为中心的特殊水肿性淡紫红色斑片系皮肌炎的特征性皮损,可扩展至上胸。任何横纹肌均可受累,最常侵犯肩胛带肌、四肢近端肌群、颈部肌群及咽喉部肌群,出现举手、抬手、下蹲、吞咽困难及声音嘶哑。呼吸肌和心肌受累可出现呼吸困难,甚至心力衰竭。可有不规则发热、消瘦、贫血、间质性肺炎、脾肿大、关节炎。成人患者约 20% 并发恶性肿瘤。血清肌酶升高,肌电图示肌源性损害。肌肉活检示骨骼肌纤维肿胀,横纹消失,肌细胞核增多,肌纤维透明变性、断裂、颗粒样变性或空泡样变性,着色不良,可有巨细胞反应。

104. 硬皮病是怎么回事?

硬皮病是一种原因不明的慢性自身免疫性疾病,以局限性或弥漫性皮肤和(或)内脏器官结缔组织的纤维化或硬化,最后发生萎缩甚至器官功能衰竭为特点。根据病变受累范围和程度,可分为局限性硬皮病和系统性硬皮病两类。在我国,硬皮病的患病率仅次于类风湿关节炎和系统性红斑狼疮,位于结缔组织病的第三位。本病可发生于任何年龄,发病高峰为 30 ~ 50 岁,女性发病约是男性的 3 倍。

(1)局限性硬皮病:初起为境界清楚的淡红色水肿性斑片,皮损逐渐扩大且变硬,表面光滑,呈蜡样光泽,病变活动时周边有紫红色晕,局部皮纹消失,无毳毛及出汗,触之如皮革样。后皮损逐渐萎缩变薄,似"羊皮纸"感觉。根据皮损形态及累及范围可分为点滴状、斑块状、线状、泛发性、深部硬斑病等。

（2）系统性硬皮病：多发于女性。①前驱症状：可出现雷诺现象、不规则发热、关节酸痛、神经痛、食欲减退等。②皮肤病变：病变常自手、足和面部开始，渐扩展至前臂、躯干上部等处，呈对称性，按其演变过程分为水肿、硬化、萎缩三期。③脏器改变：可累及食管、肺、心脏、肾及肌肉骨骼系统等。

目前硬皮病尚无特效疗法，局限性硬皮病侧重于局部治疗，而系统性硬皮病需以全身治疗为主。

一般治疗：嘱患者高蛋白、高维生素饮食，避免精神刺激和过度紧张，避免寒冷刺激和感冒，停止吸烟。

药物性治疗：①血管活性药物包括血管扩张剂（丹参注射液、参芎葡萄糖等）、钙离子通道阻滞剂（硝苯地平 30～60mg/d，可改善雷诺现象）、内皮素受体阻滞剂（波生坦）等。②阻止纤维化药物：有积雪苷、青霉胺、维 A 酸类药物、秋水仙碱等。③糖皮质激素：对于病情进展的系统性硬皮病患者，以及伴关节、肌肉和肺部等器官系统受累者可谨慎使用。④免疫抑制剂：常用药物有环磷酰胺、环孢素等。⑤中药治疗：主要用活血化瘀药，可改善微循环及结缔组织代谢。

105. 什么是干燥综合征？

干燥综合征是一种主要累及泪腺、唾液腺等外分泌腺体的临床较为常见的慢性炎症性系统性自身免疫性疾病。本病分为原发性和继发性两类。原发性干燥综合征指在无任何潜在疾病存在的前提下出现的唾液腺、泪腺和其他外分泌腺以及其他器官受损，又称为口眼干燥综合征。本病确切病因尚不清楚，多见于女性，发病年龄多在 40～50 岁。

本病具有起病隐匿、病程较长、临床表现多样化等特点。诊断主要根据：

（1）口腔症状：①每日感觉口干持续 3 个月以上；②成年后腮腺反复或持续肿大；③吞咽干性食物有困难，需用水辅助；④有猖獗性龋齿。

（2）眼部症状：①每日感到不能忍受的眼干持续 3 个月以上；②有反复的砂子进眼或磨砂感觉；③每日需用人工泪液 3 次或 3 次以上。

（3）其他：有阴道干涩、皮肤干燥、临床或亚临床型肾小管性酸中毒或其他系统症状。

本病目前尚无特异性根治方法。治疗的目的主要是缓解患者口、眼干燥的临床症状，阻止和延缓因免疫反应所致疾病的发展，保护患者的脏器功能，尽可能减少淋巴瘤的发生，以延长患者的生存期。

十三

大疱性皮肤病

106. 身上长大疱应考虑哪些疾病？

周身皮肤出现大疱，疱壁菲薄，表面松弛，易于破溃，应考虑天疱疮的可能。判断是否为天疱疮，可用手轻推水疱，若水疱可在皮下移动，或水疱边缘扩大，或搓动正常皮肤，出现糜烂，都称为尼氏征阳性。若水疱尼氏征阳性，可初步诊断为天疱疮。

若是周身出现大疱为遗传所致，且家族中有多人发病，大疱以皱褶部位显著，应考虑家族性良性慢性天疱疮。

若是老年人或机体抵抗力低下的人发病，皮肤上出现红斑，在红斑或正常皮肤上出现大疱，疱壁较厚且紧张，推之不移，伴有明显的瘙痒，可考虑大疱性类天疱疮的可能。

若是妊娠妇女出现水疱，以四肢部位为主，妊娠终止后大疱消退，若再妊娠则大疱会再发，应高度怀疑妊娠疱疹的可能。

若是药物过敏所致，周身出现大疱，应考虑大疱性多形红斑、中毒性表皮坏死松解症、大疱性药疹、恶性大疱性红斑等病。

另外还有一些非大疱性疾病，在皮疹严重时也会出现大疱，如丹毒、丘疹性荨麻疹、冻疮等；也有一些少见病，皮疹可表现为大疱，如疱疹样天疱疮、儿童慢性大疱性皮病、疱疹样皮炎、大疱性表皮松解症、卟啉病、色素失禁症、肥大细胞增生症等。

以大疱为主要表现的疾病较多，临床鉴别亦很困难。患了此类疾病，应及时到医院就诊，必要时行组织病理检查及免疫荧光检查以明确诊断。

107. 何为天疱疮？有哪几种？

天疱疮是一组累及皮肤和黏膜的自身免疫性表皮内大疱病。共同的特征有：①薄壁、松弛易破的大疱；②组织病理为棘层松解所致的表皮内水疱；③免疫病理显示角质形成细胞间 IgG、IgA、IgM 或 C3 网状沉积。血清中存在针对桥粒成分的天疱疮抗体。临床上可分为：

（1）寻常型天疱疮：圆形，疱壁薄而松弛。初期疱液清亮，淡黄，晚期变浊。特异体征为尼氏征阳性。本型为最常见和严重的类型，多累及中年人。

（2）增殖型天疱疮：最初为水疱或大疱，疱破后，基底部逐渐增殖，表面有分泌物，恶臭，疼痛。本型少见。

（3）落叶型天疱疮：水疱较浅，疱壁薄而易破，表面常常出现大片鳞屑及痂皮，痂下常有糜烂与渗出，恶臭。皮损广泛，遍及全身，常呈大片状鳞屑及痂皮，状如叶片脱落，因而得名。本型多累及中老年人。

（4）红斑型天疱疮：全身症状较轻，一般状况好。初发酷似脂溢性皮炎，后渐遍及全身。在红斑的基础上出现水疱，疱壁薄、易破、易结痂。

108. 如何治疗寻常型天疱疮？

（1）一般治疗：给予高蛋白、高维生素饮食，保持水、电解质平衡。全身衰竭者应给予适量的血浆、白蛋白，少量多次输血或血浆。

（2）糖皮质激素：是治疗的首选药物。常用泼尼松、泼尼松龙、甲基泼尼松龙、地塞米松等。剂量要足够，尽快控制病情。

（3）免疫抑制剂：与糖皮质激素联合应用，能提高疗效，减少大剂量激素的副作用。如雷公藤多苷、硫唑嘌呤、环磷酰胺、甲氨蝶呤、环孢素等。应用免疫抑制药物，要密切注意其副作用，如胃肠道反应、骨髓抑制、肝肾功能异常等。

（4）对大剂量激素及与免疫抑制剂联合治疗不能控制病情者，可考虑采用大剂量丙种球蛋白静注疗法及血浆置换疗法。

（5）抗感染治疗：天疱疮并发细菌、真菌感染相当常见，尤其是细菌感染，常见且严重，是天疱疮患者死亡的主要原因之一，应密切观察，及时选用足量有效的抗生素。

（6）局部治疗：1：8000 高锰酸钾溶液或 1：1000 苯扎溴铵清洗创面，合并感染者用抗生素软膏。口腔黏膜用碳酸氢钠液漱口，外涂碘甘油。

109. 大疱性类天疱疮有何特点？

顾名思义，大疱性类天疱疮就是一种皮损形态似类天疱疮的皮肤病。它的表现以全身泛发大疱为主，好发于 60 岁以上的老年人。

类天疱疮较寻常型天疱疮常见，病程呈慢性经过，以胸腹、腋下及四肢屈侧多见，也可见于其他部位。大疱发生在健康皮肤上或水肿性红斑上，小若樱桃，大如鸡蛋，呈半球形。疱壁较厚，紧张而不易破裂；疱液澄清，有时带血性；疱破后糜烂面很快结痂干燥，愈后可留有色素沉着，类天疱疮很少累及黏膜，即使发生，也不严重。

类天疱疮的特点是尼氏征阴性，即用手轻推疱壁，水疱不会扩大；用手揉搓外观正常的皮肤，也不会使皮肤出现糜烂。类天疱疹的诊断应根据以下几点：①好发于老年人及体质虚弱者；②红斑或正常皮肤上紧张性大疱，不易破裂，糜烂面易于愈合；③尼氏征阴性；④黏膜损害少而轻微；⑤组织病理检查为表皮下水疱等。

110. 何为疱疹样皮炎？

疱疹样皮炎是一种慢性、良性、复发性、大疱性皮肤病。本病病因不明，预后良好。

本病皮疹呈多形性，可有红斑、丘疹、风团及水疱，水疱大小不等。水疱紧张壁厚不易破，周围有红晕，尼氏征阴性，1～2天后，水疱变为脓疱。皮疹好发于腋后、肩胛部、骶尾、四肢伸侧，为成群、对称性分布，愈后有色素沉着。发病可急可缓。早期剧烈瘙痒，夜间尤甚，常因搔抓而不断接种新疹。常对碘、溴制剂过敏，多伴有嗜酸性粒细胞增高。

治疗：避免使用可能致敏的药物，如碘、溴制剂及某些食物（如紫菜、海带），宜无谷蛋白（面筋）饮食。氨苯砜为首选药，每天100～150mg，分2次口服，病情控制后应逐渐减量至维持量。糖皮质激素和抗组胺药可根据病情选用，后者可止痒、控制症状。局部外用炉甘石洗剂，1%薄荷油对止痒有一定效果。如有局部感染时，用1%甲紫氧化锌油等药物。

十四

色素障碍性皮肤病

111. 黄褐斑是怎么回事？

黄褐斑主要指两颊和前额部位的黄褐色沉着斑，常见于健康妇女，从青春期到绝经期均有发生，特别多见于妊娠、口服避孕药者。如发生于孕妇，往往在妊娠期 3～5 个月开始，分娩后渐渐消失，但下次妊娠还可再发，称为妊娠性黄褐斑，一般认为是正常生理现象。本病还多见于口服避孕药的妇女，有人统计占服药者的 20%。面部色素沉着的发生可能是由于雌激素刺激黑素细胞，黄体酮也促使色素沉着的发展。此病常见于夏季和南方，提示日光是一促发因素。

黄褐斑的皮损为指盖至钱币或掌心大小的色素斑，呈黄褐色至暗褐色，境界明显或模糊不清，邻近者倾向融合，一般对称发于颜面，尤以两颊、额部、鼻、唇及颏等处多见。病程缓慢，无自觉症状。

112. 孕妇为什么易长黄褐斑？

年轻漂亮的她怀孕了，全家人对她百般关爱，她也整日在家调养，甚至连门都不出。但是，虽然连太阳都没有晒到，她的脸上却长出了一片片的色斑，在白皙的脸上分外明显。婆婆告诉她，这是"孕斑"；医生告诉她，这是"黄褐斑"，且孕妇容易出现。

黄褐斑常见于健康妇女，从青春期到绝经期均有发生，特别多开始于妊娠期第 2～5 个月，分娩后来月经时即渐消失。这是由于怀孕期间体内的各种激素分泌异于常人。孕期孕激素增加，而孕激素可以促进黑素的转运和扩散。因此怀孕期妇女易长黄褐斑。

其实黄褐斑不仅仅发生于孕妇，应用口服避孕药的妇女也容易出现黄褐斑。由于所服剂量及时间的不同，其发生率可达 20% 或更多，常于口服 1～20 个月之后发生。科学研究已证明，口服避孕药导致黄褐斑发生是由于雌激素和孕激素的联合作用所致，雌激素刺激黑素细胞分泌黑素，而孕激素可以促使其转运及扩散。另外，在一些慢性疾病，特别是女性生殖器疾病和月经失调、痛经、子宫附件炎、不孕症等以及肝病、慢性酒精中毒、甲状腺功能亢进、结核病、内脏肿瘤等患者中也常发生。

113. 如何治疗黄褐斑？

首先应寻找病因，并作相应处理。避免日光照射，在春夏季节外出时应在面部外用避光剂如 5% 二氧化钛霜。在治疗前要确定疾病的分型，因为外用脱色剂对真皮型常无效。

（1）一般治疗：减少日晒、涂防光剂及避免各种诱发因素，不宜服避孕药。对于症状性患者，应积极治疗原发病；由药物诱发者，应停用该药。

（2）全身治疗：可口服维生素 C、维生素 E 等。严重者可用大剂量维生素 C 静脉滴注。

（3）局部治疗：外用氢化可的松丁酸酯，外用脱色剂如 3% ~ 10% 过氧化氢溶液、1% 曲酸霜、20% 壬二酸霜、3% ~ 5% 熊果苷、3% 氢醌霜或复方氢醌霜（0.1% 地塞米松、0.1% 维 A 酸、5% 氢醌），每晚涂擦。超氧化物歧化酶霜（SOD）通过抑制和清除氧自由基来减少黑素合成。0.025% ~ 0.1% 维 A 酸霜亦有良效。浅肤色者可用化学剥脱剂，目前临床常用的是三氯乙酸及 α 羟基酸。倒模治疗能改善面部皮肤的血液循环，使药物更有效地透入皮肤，促进药物吸收，加速色斑的消退。

（4）激光治疗：不同类型的激光对黄褐斑疗效不一。先后进行脉冲二氧化碳激光和 Q 开关翠绿宝石激光治疗对某些患者有一定疗效，但易复发，应注意避光。

（5）中医中药治疗：治则为疏肝理气、滋阴补肾、化瘀消斑。可用逍遥丸、六味地黄丸或桃红四物汤加减，每天服 1 次。

114. 雀斑是怎么回事？

雀斑是常见的、好发于中青年女性的常染色体显性遗传性色素沉着病。本病自 3 岁开始，面部出现色素斑，随年龄增长而逐渐增多，青春期达高峰，老年后减轻。典型皮损为黄褐色或黄棕色斑点，圆形或椭圆形，直径一般 3 ~ 5mm，数目多少不一，对称分布。多见于面部特别是鼻梁部、颧部、颊部等处，也可见于颈部、手背、前臂伸侧及肩部。少数泛发胸背部，日晒后颜色加深、数目增多，无自觉症状。

防治措施：避免日晒，春夏季节外出时需外搽遮光剂如 5% 二氧化钛霜。局部皮损外用脱色剂如 3% 氢醌霜、3% 过氧化氢溶液。严重者用皮肤磨削术及激光治疗。可口服维生素 C。

115. 皮肤变白常见于哪些疾病？

白癜风的突出表现就是局部皮肤变白。皮肤变白在临床上称为"色素减退"。有色素减退症状的疾病很多，除白癜风外，常见的有以下几种：

（1）白化病：是一种遗传性疾病，自幼发病。表现为全身皮肤变白，毛发白色或淡黄色，眼睛亦缺乏色素，并畏光。

（2）贫血痣：亦为自幼发病，好发于面、颈、躯干或其他部位。边缘无色素加深现象。拍击、摩擦局部，淡色斑本身不发红，而周围皮肤发红。

（3）白色糠疹：多见于儿童及青少年，主要在面部，也见于颈部、上臂和肩部。表现为片状白斑，边缘不太清楚，斑的表面有灰白糠状鳞屑，轻度瘙痒。

（4）花斑癣：多见于青年人，主要发于前胸、后背及颈部。开始为淡褐色针头至米粒大小斑，表面少许细糠状鳞屑，皮损在消退过程中变白，因此可看到淡褐色斑及白色斑同时存在。取鳞屑镜检可查见真菌。

（5）老年性白斑：是一种老年性退化现象。多见于 45 岁以上中老年人，并随年龄增长而增加。好发于躯干、四肢，特别是大腿部，而颜面部不会发生。白斑境界清楚，针头至绿豆大小。白斑处皮肤稍凹陷，边缘无色素增多现象。

由此可见，皮肤变白不一定就是白癜风，还应根据其好发部位、年龄、皮损特点及伴发症状加以鉴别，以免误治漏治。

116. 何为白癜风?

白癜风是一种常见的后天性色素脱失性皮肤黏膜病。我国人群患病率 0.1% ~ 2%,无明显性别差异。目前发病原因还不清楚,有以下几种学说:①自身免疫学说。②遗传学说:亲属中的白癜风患病率国外报道为 18.75% ~ 40%,国内为 3% ~ 12%,系多基因遗传。③神经化学因子学说:三分之二的病例起病或皮损发展与精神创伤、过度劳累、焦虑过度等有关。黑素细胞起源于神经嵴,有些白癜风皮损沿神经节段分布,皮损及其邻近正常皮肤处神经肽增多,提示某些神经介质损伤黑素细胞或抑制黑素形成。④黑素细胞自身破坏学说。⑤氧化应激学说:有研究发现患者自由基的防御系统中某些酶活性降低,表皮内过氧化物积聚,造成氧化应激,直接或间接损伤黑素细胞而白变。⑥微量元素相对缺乏学说:有文献报道白癜风患者血液及皮肤中铜或铜蓝蛋白值低于正常对照组,其结果导致酪氨酸酶活性降低,从而影响黑素代谢。综上所述,白癜风的发生可能是具有遗传素质的个体在各种内外因素的激发下,诱导了免疫功能异常,神经、精神及内分泌代谢异常等,从而导致酪氨酸酶系统受到抑制或黑素细胞受到破坏,最终出现皮肤色素脱失。

117. 如何治疗白癜风?

本病早期应积极治疗,通常采用综合疗法,且疗程至少 3 个月。

(1)光化学疗法:补骨脂素是光敏物质,内服或外用后经长波紫外线(UVA)或日光照射可增加黑素细胞密度及酪氨酸酶活性,使黑素合成与运转增加,常用 8- 甲氧沙林(8-MOP)或三甲基补骨脂素(TMP)。

（2）药物治疗：

①内服药：糖皮质激素对泛发性进展期损害，尤其对应激状态下皮损迅速发展及伴有自身免疫性疾病者，有较好疗效。可口服泼尼松 5mg，每天 3 次或者每天 4 次，见效后逐渐减量至停药。

②外用药：a．对局部早期皮损可局部外用糖皮质激素，如适确得疗效较好。b．对于不适宜使用皮质类固醇的部位，可外用免疫调节剂，如外用 0.1% 他克莫司软膏或吡美莫司软膏，并可防止因长期使用皮质类固醇激素软膏引起的皮肤萎缩及色素沉着等副作用。c．氮芥乙醇：盐酸氮芥 50mg、异丙嗪 50mg、甘油 5ml溶于 95% 乙醇 100ml 中，每日 2 次外用，需新鲜配制，冰箱内存放。本制剂有一定刺激性和致敏性，外用时仅限于白斑区，勿外涂正常皮肤。

（3）光疗法：新近发展的窄波紫外线治疗局限性或泛发性白癜风，能达到与长波紫外线照射相似的疗效，且不良反应更小。

（4）外科疗法：自体表皮移植术适用于局限型、节段型的静止期患者。

（5）美容疗法：如遮盖疗法，是指用含染料的化妆品涂抹白斑处，使白斑颜色接近周围正常皮肤色泽的一种疗法。疗效短暂，多因社交需要而使用，可给患者带来自信。

（6）脱色素疗法：使用脱色剂外涂久治不愈的白斑边缘着色过深的皮肤，使之颜色变淡，接近于正常皮肤色泽，即减轻色差，达到美化的目的。常用的脱色剂有 3% ~ 20% 氢醌单苯醚霜、3% ~ 10% 过氧化氢液等。

118. 白癜风患者应注意哪些事项？

白癜风治疗较困难，且疗程较长，因此患者应从平时的生活起居进行调养，以促进皮损向好的方向发展。白癜风患者应注意以下几点：

（1）坚持治疗：大多数疗法均在 1 个月以后见效，且见效后恢复亦很缓慢，若半途而废则治疗会前功尽弃。因此对于白癜风的治疗贵在坚持，并且痊愈后需巩固治疗一段时间，以防止复发。

（2）进行期勿刺激皮损：经常可以看到由于外用药物的强烈刺激而使白斑扩大。不少病例还可在遭受机械性刺激、压力、搔抓、摩擦的正常皮肤处发生白斑，或使原来的白斑扩大。其他形式的局部刺激，如烧伤、晒伤、放射线、冻疮、感染等也可有此反应，或因此反应而泛发全身。因此，本病在进行期时不应过度日晒、摩擦或使用刺激药物，不要损伤皮肤，宜穿宽大合身的衣服。

（3）放松精神：据统计大约有三分之二病例在起病或皮损发展阶段有精神创伤、过度劳累、思虑过度等。因此本病患者应注意劳逸结合、心情舒畅，以积极配合治疗。

（4）减少污染食品的摄入，制订科学的膳食食谱。多进食豆类以及豆制品。注意室外锻炼身体，适度接受日光浴，但也不可强光暴晒。

十五

遗传性皮肤病

119. 鱼鳞病是怎么回事？

有的人从小皮肤就比一般人干燥，在四肢，特别是小腿和前臂的伸侧面，有很多白色、淡褐色到深褐色，菱形或多边形鳞屑，很难剥脱，似蛇皮。此病在冬季气候干燥时特别明显，像没有洗干净的污垢，常常引起干裂，到了夏季气候温暖潮湿出汗较多时，可明显好转。这种病就是人们常说的蛇皮癣，即西医学中的鱼鳞病，是常见的遗传性皮肤病，下面介绍常见的两种类型：

（1）寻常型鱼鳞病：这是最常见的一种类型。出生后数月发病，2 岁开始病情加重。常发生于四肢伸侧及背部，皮肤干燥，白色或淡褐色、菱形或多角形鱼鳞状鳞屑，半透明，冬重夏轻，青春期病情常减轻。

（2）性联性鱼鳞病：仅男性发病。出生时或生后不久发病，皮疹同寻常型鱼鳞病相似，但鳞屑较大且显著，面部两侧、颈、头皮受累最严重，病情冬重夏轻，但不随年龄增长而减轻。

鱼鳞病与维生素 A 的缺乏有密切关系。我国首先发现维生素

A 缺乏病患者皮肤干燥，四肢伸侧有毛囊角质性丘疹，与鱼鳞病相似。但是维生素 A 缺乏者服用维生素 A 后，可获痊愈，而鱼鳞病患者服用后，对症状的改善有一定帮助，但不能使本病痊愈。

120. 如何治疗鱼鳞病？

鱼鳞病目前尚无彻底治愈的方法，但是患者若能加强皮肤护理，再结合药物治疗，可使症状获得一定好转。

首先应加强皮肤护理，冬季干燥时，皮肤失水相对增加，皮损即加重。因此，冬季是护理的重点，多吃富含维生素 A 的食物，如胡萝卜、奶油、白薯、鱼肝油、猪肝等。冬季洗澡不宜过勤，肥皂不宜过多，洗澡后要涂用护肤油脂，可保护皮肤柔润，使鳞屑减少，并保持适当的水分和足够的营养成分。另外，还应注意衣着保暖，避免风寒刺激皮肤；忌食辛辣刺激食物。这样可使患者舒适，病情缓解。

在上述护理下，如病情仍比较严重，考虑用药治疗：

（1）内服法：口服大剂量维生素 A，每日 10 万～30 万 U；或维 A 酸，每日 1mg/kg。但长期服用可出现骨质脱钙、脱发和其他中毒症状。

（2）外治法：外用 10% 尿素脂、0.1% 维 A 酸霜或 20% 鱼肝油软膏等，对缓解皮肤干燥、脱屑、皲裂有一定疗效。

121. 何为掌跖角化病？

掌跖角化病系一组以掌跖呈弥漫性或局限性角化过度为特征的遗传性皮肤病。本病有许多不同的临床表现，常见下述两型。

（1）弥漫性掌跖角化病：婴儿期即开始发病，持续终生。开始双侧掌跖皮肤粗糙,6 个月至 1 岁后即出现明显弥漫性角化过度,呈淡黄色蜡样外观, 质硬。重者呈树皮状或疣状增生, 冬季易发生皲裂而疼痛。皮损境界清楚, 对称分布, 部分患者可达掌跖侧缘, 有潮红边缘, 可伴有掌跖多汗, 甲板增厚混浊。

(2) 点状掌跖角化病:为常染色体显性遗传病, 可发生在任何年龄, 但多在 15 ~ 30 岁发病, 持续终生。表现为角化性丘疹, 丘疹中心被剥离后呈火山口状外观, 散在对称分布于掌跖及指(趾)部, 也可群集成片状或线状排列, 不伴有掌跖多汗, 但指(趾)甲可有纵裂、脱甲等甲营养不良表现。

本病无特效根治疗法。局部避免损伤, 对症治疗用 5% ~ 10% 水杨酸软膏、20% 尿素软膏、0.1% ~ 0.3% 维 A 酸霜等封包软化角质后, 继续用糖皮质激素软膏, 可提高疗效。经常用润肤剂防止皲裂。

122. 何为汗孔角化病?

汗孔角化病是一种与遗传有关的慢性角化性皮肤病, 多见于男性。日光暴晒为发病的诱因。皮损可发生在皮肤的任何部位, 以面、颈、四肢等外露部位多见, 偶可见发生在龟头、口腔等黏膜部位。起初为米粒至扁豆大褐色或棕色角化性丘疹, 逐渐向四周扩展形成圆形、环形, 中央轻度凹陷萎缩, 毳毛消失, 周边呈明显的角化性堤状隆起, 质硬, 无炎症损害, 无自觉症状。皮损境界清楚, 多数患者皮损单发或数量不等。少数患者皮损可泛发, 称为播散性汗孔角化病。有的患者皮损发生于日光暴露部位, 角化程度轻, 称为播散性浅表光线性汗孔角化病。

本病目前无有效疗法。局部可使用 0.1% 维 A 酸软膏、5% ~ 10% 水杨酸软膏或氟尿嘧啶软膏等。发病与日光有关者应避免日光暴晒。对于皮损泛发的病例，可口服 13- 顺维 A 酸。损害小、数目少者可选择电灼、冷冻或激光等手段去除皮损，或曲安西龙于损害部位内注射。组织病理检查有癌变者，明确诊断后予以切除。

十六

营养与代谢障碍性皮肤病

123. 维生素 A 摄入越多越好吗？

近来，人们听到几起因服用碘、钙过量引起的中毒事件，不禁会想到，食用过量的维生素 A 会不会中毒呢？答案是肯定的。

人体维生素 A 主要来源于饮食中的动物性食物和植物中的胡萝卜素，其在肠道黏膜和肝内转化成维生素 A 供机体利用。若误用或计算错误进食大量维生素 A，可造成急性中毒，常在进食数小时后发生，表现为恶心、呕吐、头痛、渐出现皮肤大量脱屑。婴幼儿对维生素 A 较成年人更为敏感，一些家长为治疗小儿营养不良或鱼鳞病、毛囊角化病等，给小儿长期进食过量维生素 A，可发生慢性中毒。皮肤出现干燥、粗糙、增厚、毛囊角化、色素沉着，甚至出现紫癜、唇干裂、毛发脱落及骨、关节痛；消化道症状有厌食、便秘、肝脾肿大。婴儿可有前囟隆起。X 线可显示长骨骨膜下有新骨形成。

维生素 A 是人体所必需的，但应在医生指导下合理使用，若出现上述症状，应立即停服维生素 A，症状即逐渐消失。

124. 维生素 B₂ 缺乏的主要临床表现有哪些?

（1）本病患者一般系集体生活者，个人单独发病较少见。

（2）阴囊炎：根据主要皮损分为三型：①皮炎或红斑型：比较常见。在阴囊正中缝两侧对称分布大小不等、边界清楚的淡红斑，上有灰色或褐色发亮鳞屑，重者边缘有棕色厚痂。②湿疹型：阴囊前壁局限性或弥漫性干燥、脱屑和结痂，日久浸润肥厚，皱纹加深，有糜烂、渗出、化脓和皲裂，慢性经过，皮损可扩散至阴茎、包皮和会阴。③丘疹鳞屑型：本型最轻，亦少见，阴囊一侧或一处有针帽至黄豆大小圆形丘疹，上覆灰白色发亮鳞屑，或为棕褐色痂，同脓疱型银屑病相似，损害可少量散在或密集成群，融合成片。

（3）舌炎：是常见症状。舌尖或舌中部发红，早期舌面鲜红色，重者整个舌面肿胀；舌乳头初期肥厚，晚期萎缩变平。舌中部有纵横长短不一的裂纹。

（4）口角炎：约占患者总数 90% 以上，有时只是唯一的表现。口角发白、浸渍、糜烂、线状皲裂和角化，愈后留疤。

（5）唇炎：唇干、脱屑、微红肿、有色素沉着，间有裂隙，多见于下唇。

125. 烟酸缺乏有何表现?

本病又称糙皮病、玉蜀黍疹等，是由烟酸类维生素缺乏所引起的，临床表现为皮炎、舌炎、肠炎、精神异常和周围神经炎。

烟酸缺乏病典型皮肤表现：日光暴露部位，如面和手背，突然出现典型的边缘清楚的鲜红色斑片，对称分布，瘙痒，有烧灼感。数日后可消退。多次发作后，出现皮肤角化过度，粗糙，变黑，皮肤失去弹性，最后变薄似萎缩性瘢痕。口角和唇干燥皲裂，舌乳头早期突起肥大，晚期萎缩变平，舌质光滑发红，自觉灼热感。

本病除有皮肤症状外，还有消化道症状，如胃酸减少、食欲不振、腹泻等；神经精神表现有神经衰弱及心悸、失眠、定向力丧失，严重者可发生痴呆、昏迷。

本病典型的三联症是皮炎、腹泻和痴呆。三者同时存在较少，常见皮肤和胃肠道症状。故本病诊断不难。

本病治疗给予高蛋白和高烟酸食品，避免日晒。视病情轻重补充不同剂量烟酸类维生素，口服烟酰胺每日 100 ~ 1000mg，同时补充 B 族维生素。

126. 皮肤发黄就是黄疸吗?

皮肤发黄就一定是黄疸吗? 答案是否定的。胡萝卜素血症又名橘皮病，就是一组以皮肤黄染为主要症状的疾病，与黄疸无关系。

胡萝卜素血症是一种在血内的胡萝卜素含量过高引起的肤色黄染症。胡萝卜素为一种脂色素，可使正常皮肤呈现黄色。若进食过量富含胡萝卜素的胡萝卜、橘子、南瓜、红棕榈油等后可使血中胡萝卜素含量明显增高。高脂血症、甲状腺功能低下、糖尿病或存在其他使胡萝卜素转化为维生素 A 的先天性缺陷或肝病等情况下，也可使血中胡萝卜素含量增高。

胡萝卜素血症唯一体征为皮肤呈黄色或橙黄色，无自觉症状，但巩膜不黄染。本病多发于手掌和足跖，有时颜面、口周、眼睑也可以出现，严重者全身皮肤呈橙黄色。本病应与黄疸相鉴别，黄疸巩膜有黄染，有其他肝胆系统疾患，而本病没有。

胡萝卜素血症的治疗为暂停食用含有丰富胡萝卜素的食品，

应改变食物种类，皮肤黄染可迅速消失。若有甲状腺功能低下或糖尿病患者，可积极治疗原发病，黄色亦可退去。

十七

黏膜疾病

127. 伴有口腔溃疡的疾病有哪些？

（1）单纯疱疹：发生于口腔的单纯疱疹即疱疹性牙龈口腔炎，多发于 1～5 岁的儿童，前驱期有发热、倦怠等全身症状，损害发生于唇、牙龈或口腔，为小而浅的疱疹性或溃疡性病变，密集成簇分布，常常只有一片。而阿弗他口腔炎为孤立散在分布如绿豆大小的溃疡。

（2）带状疱疹：发生于口腔者表现为单侧簇集性水疱，破后形成溃疡，可见带状疱疹特有的皮损及神经痛。

（3）手足口病：主要发生于儿童，表现为口腔内少数分散较小的水疱，疼痛，很快破溃形成溃疡，同时见手指、足趾亦有水疱，发疹前可有低热、头痛等症状。

（4）口腔念珠菌病：即鹅口疮，常见于婴儿，由于白色念珠菌生长而引起舌、软腭等表面覆盖一层奶油白或灰色膜，可分散或融合成片，揭去后留下红色渗出性基底。严重时可致黏膜溃疡及坏死，损害较为广泛。

（5）红斑狼疮：是一种自身免疫性疾病，多见于青年女性。系统性红斑狼疮可侵犯全身结缔组织和多个脏器，典型皮损是发生于面部的蝶形红斑，同时伴有低热、乏力、关节痛、脱发等症状，部分患者可出现口腔或鼻咽部黏膜溃疡。

（6）白塞病：是口、外生殖器溃疡和虹膜炎三联综合征。可出现多系统病变，如皮疹、关节炎、血管炎及神经精神系统病变等，但早期或不典型患者可仅表现为口腔溃疡，很容易误诊。其溃疡单发或多发，大小深浅不一，中心有坏死，有明显的疼痛及口臭。发生于咽、喉及食管者，可致进食困难。

（7）天疱疮：是一种慢性、复发性、严重性表皮内大疱性皮肤病，可能为自身免疫病，患者多为 30 ～ 50 岁成人。特点是在正常皮肤或黏膜上出现松弛性大疱，尼氏征阳性。大疱可发生于全身任何部位。口腔黏膜多侵犯舌、颊、上腭，水疱数目及大小不等，壁薄易破，形成糜烂或溃疡面，灼痛明显，影响摄食、咀嚼、吞咽。早期损害仅限于口腔时，诊断比较困难。

128. 何为复发性口腔溃疡？

复发性阿弗他口腔炎就是我们通常所说的复发性口腔溃疡，即口腔黏膜上反复发作的单个或多个疼痛性溃疡。

本病十分常见，主要表现为舌表浅溃疡，可以单发，也可多至十多个甚至数十个，大小不等，小如绿豆，大似黄豆，多见于唇、舌、颊、牙龈、硬腭等部位。轻者仅有烧灼感，重者疼痛明显，说话和进食均受影响。一般 7 ～ 10 天可自愈，愈后不留瘢痕。但多反复，时发时愈，发作程度和间隔时间不等。病程长短不一，有的发作 1 ～ 2 次即不再复发，有的病史可长达十几年至几十年。

本病可发生于任何年龄的人，但多见于青壮年，尤以 20 ～ 30

岁发病率最高，女性较多。虽然很常见，但病因尚不清楚。有些患者在发病前可以有明显的精神紧张、劳累或情绪的波动，或口腔受到化学物质的刺激，但多数情况下找不到明确的诱因。通过对大量人群的调查分析发现，本病具有明显的遗传倾向。另外细菌学方面的研究提示，复发性口腔溃疡可能与多形性链球菌感染有关。

129. 何为黏膜白斑？

　　黏膜白斑，从字面上很容易理解，就是发生在黏膜上的白色斑片，但是作为一种疾病，它主要是指那些以角化过度和上皮增生为特点的黏膜白斑。例如白癜风也可发生在黏膜上，但其组织学改变以色素脱失为主，一般无角化过度等表现，故不属于黏膜白斑病。

　　黏膜白斑包括了口腔和外阴两个部位的病变，过去多把黏膜白斑看成是癌前期病变，但经过大量的观察与研究证明多数属于良性病变。

　　本病多发生于40岁以上的成人。口腔黏膜白斑以男性患者为多见，可发生于上腭、颊部、牙龈、舌面或两侧及唇部。黏膜上可见局限性角化过度、肥厚、变白，可以单发或多发，大小形状不一，呈点状、片状、斑块状或融合成弥漫性病变，日久可发生浅的裂口和小溃疡。一般无症状，或有轻微疼痛。

　　外阴白斑多见于闭经期后的妇女，主要发生于阴蒂、小阴唇和大阴唇的内侧。有时发生于前庭、阴道及尿道口。局部一般为白色角化性损害，也可呈灰白色、灰蓝色或紫红色。早期角化过度、浸润肥厚。后期可发生萎缩性病变，引起外阴狭窄。患者多伴有局部瘙痒，搔抓可继发感染、溃烂或湿疹样变。

130. 黏膜白斑能治好吗？

尽管黏膜白斑发生恶变的机会较少，但它给患者带来精神痛苦或不适感。黏膜白斑到底能不能治好？应该如何治疗呢？

首先应注意去除局部刺激因素，如改善口腔卫生、治疗病牙、戒烟等，女性宜经常清洗外阴，保持干燥清洁。同时积极治疗全身性疾病。若局部瘙痒明显或继发感染，可以局部应用止痒剂及抗生素。止痒剂如达克罗宁霜、柳酚酊等，抗生素如红霉素软膏、新霉素软膏等。此外，用中药苦参、黄柏、苍术、白鲜皮、地肤子、蛇床子等适量煎汤外洗常能收到良好效果，成药洁尔阴亦能起到相同的作用。

一般来说，病因简单、病情较轻的白斑病在去除病因后或经简单的药物对症治疗，常可以消失。但也有病情较重者药物治疗无效，特别是局部有溃疡、硬结或赘生物，病理上有癌变倾向者应手术切除。总之，白斑病变患者的症状轻重不等，病程长短不一，短的数月，长的可持续数年甚至十几年，没有一种特效药或特效的方法适用于所有的患者。

131. 何为珍珠状阴茎丘疹病？

这是一种在男性青春期后较常见的疾病，因不痛不痒，故患者常不知不觉而在偶然间发现。患者以 20～40 岁为主，最常发生于冠状沟的背侧及两侧，有时可包绕整个冠状沟，偶尔也分布到龟头及系带上。皮疹表现为珍珠状、白色、黄色或红色半透明丘疹，沿冠状沟排列成一行或数行，单个丘疹大小 1～3mm，互相不融合。

本病多见于包皮过长者，可能与局部分泌物及包皮垢的刺激有关。本病不会引起任何不良后果，一般无需治疗。但由于本病发生在生殖器部位，常易与性病中的尖锐湿疣相混淆。尖锐湿疣较小者也可为针尖或小米粒大小，但不会沿冠状沟规则排列，且大小不等，呈疣状或菜花状，从外观和排列特点上一般不难鉴别。当然，如果做组织病理学检查，就更加明确了。

所以，发生在外生殖器部位的皮疹一定要仔细鉴别。如果把珍珠状阴茎丘疹病误诊为尖锐湿疣而做手术或激光等治疗，不仅给患者带来肉体上的痛苦、经济上的损失，而且会给患者造成精神上的负担，甚至引起家庭纠纷。

132. 引起龟头炎的原因有哪些？

(1) 非感染因素：包括局部创伤、摩擦、避孕药、肥皂和清洁剂等刺激，局部可表现为水肿性红斑、糜烂、渗液甚至出血，若继发细菌感染可化脓并形成溃疡面。患者疼痛明显，行动不便。临床上称之为急性浅表性龟头炎。

(2) 念珠菌感染：念珠菌是一种条件致病真菌，故念珠菌性龟头炎常继发于糖尿病、老年消耗性疾病以及大量抗生素或激素治疗之后，也可为原发性，多由配偶念珠菌阴道炎传染，龟头及冠状沟可有浅红色糜烂及薄壁脓疱，但局部常找不到念珠菌，可能为念珠菌引起的局部过敏反应所致。

(3) 阿米巴原虫感染：患者多先有包皮龟头炎病变，局部失去正常的屏障作用，继而由肠道阿米巴病传染而引起。局部糜烂、溃疡、组织坏死明显，分泌物直接涂片可找到阿米巴原虫。

(4) 滴虫感染：多因配偶患有阴道滴虫病而被传染。症状较轻，主要表现为龟头部起红斑丘疹、小水疱等。境界清楚、范围逐渐扩大，患者常感瘙痒，分泌物中可找到滴虫。

此外，还有一些龟头炎病因不明确，但包皮过长、包皮垢刺激多与龟头炎的发生有关。故男性也应经常清洗下身，保持局部清洁，避免刺激。包皮过长者，可在炎症控制后进行包皮环切术。

133. 如何治疗龟头炎？

首先明确引起龟头炎的病因，如果有明确的原因则应进行针对性的治疗。如念珠菌性龟头炎局部应用制霉菌素或克霉唑；阿米巴性龟头炎给予依米丁注射；滴虫性龟头炎可口服甲硝唑。当然，如果是从配偶传染上的，应同配偶共同治疗，以免反复感染。

局部治疗也是很重要的，糜烂渗液为主者，可用高锰酸钾溶液或雷弗奴尔、雷琐辛溶液湿敷。干燥脱屑为主者，外用皮质类固醇油膏。若有溃疡形成或感染化脓，应每日用抗生素换药。感染明显而伴有发热和淋巴结肿大者，可全身应用抗生素。

同时，不论患哪一种龟头炎，都应注意局部的清洁卫生，避免各种刺激。包皮过长者，待急性炎症控制后可做包皮环切术。

十八

皮肤附属器疾病

134. 油性皮肤为何易发炎？

（1）细菌感染：健康皮肤表面的 pH 值为 4.5 ～ 6.5，不利于细菌生长。由于皮脂分泌增多和化学成分的改变，因而抑制细菌作用降低，使存在于皮肤表面的正常菌群如葡萄球菌、马拉色糠疹菌及链球菌等大量繁殖，侵犯皮肤而致病。

（2）游离脂肪酸刺激：由于皮脂分泌过多，通过皮肤上的非致病性菌分解出游离脂肪酸，引起炎症。原存在于皮肤表面的正常菌群如圆形糠秕孢子菌，不仅大量繁殖成为机会性病原菌侵犯皮肤，也能激活补体替代途径释放脂肪酸引起皮肤炎症。此外棒状痤疮杆菌等也能从皮肤中分解出游离脂肪酸，加重皮炎。

（3）其他因素：消化不良、内分泌功能失调、代谢障碍、遗传因素、精神因素、维生素 B 族缺乏、饮酒、过食辛辣油腻的食物以及物理、化学刺激，特别是经常搔抓或用碱性洗发剂等均与本病发生有关。

135. 寻常痤疮有哪些表现?

寻常痤疮是痤疮最常见的一个类型,它的皮损形态各种各样,常数种同时存在,但其初起损害均为与毛囊口一致、淡黄色或正常皮色的圆锥形丘疹,毛囊口充塞着小的栓塞,顶端常因氧化而变黑,挤压时可有乳白色脂栓跳出,中医形容它为"头黑体白",西医则称之为黑头粉刺;若皮脂腺口完全闭塞,可形成非炎症性丘疹;如有感染,则为炎症性丘疹;若炎症加剧,丘疹顶端可出现米粒至豌豆大的小脓疱,破溃或吸收后留下暂时性色素沉着或小凹坑状疤痕;如果炎症继续扩大深入,则于皮下形成大小不等淡红色或暗红色结节,或高出皮面。此结节可较长时间存在,或自然吸收,或化脓破溃形成疤痕。有的损害呈黄豆至指端大小的椭圆形囊肿,暗红色或呈正常肤色,按压时有波动感,炎症反应往往不重,经久不愈,可化脓形成脓肿,附近数个脓肿融合时,可形成聚合性痤疮。

136. 痤疮愈后会留疤吗?

痤疮愈后会不会留疤,这是人们最为关注的问题,其实是否留疤也要具体情况具体分析:

(1)寻常痤疮:其具体表现同前所述,大多数青春期后症状逐渐减轻,以至消失。但有脓疱、结节、脓肿、囊肿者,愈后常留下凹陷性或增生性疤痕。

(2)聚合性痤疮:皮疹可发生在面部、上胸部、背部、臀部、股部,损害为丘疹、脓疱、囊肿及破溃流脓的瘘管,或为较深在性的痤疮结节聚集融合,形成大的浸润块,皮肤呈青紫色,愈后形成显著疤痕。

（3）坏死性痤疮：由葡萄球菌继发感染引起，好发年龄为
30～35岁，皮疹主要发生于前额发际，少数患者也可发生在胸背
部，损害为丘疹，顶端有脐凹，化脓后形成脓疱、坏死，愈后遗
留凹陷性疤痕。

（4）粟粒坏死性痤疮：亦由葡萄球菌感染所致。皮疹多发生
于前额发际，损害多为水疱、脓疱，愈后可留有疤痕。

（5）婴儿痤疮：可发生在3个月到2岁的婴儿，男孩多见。
常有明显的家族史，皮疹发生于颜面，可见黑头、丘疹与脓疱，
偶有结节和囊肿。黑头损害在数周内消退，丘疹和脓疱可于6个
月内痊愈，留下坑状疤痕。

（6）热带痤疮：发生在高温、高湿地区的痤疮。皮损可累及
背、肩、颈、手臂、大腿和臀部，主要为结节和硬节性囊肿，可
留下永久性疤痕。

此外，人为挤压可使皮损损害加深，愈后也可留疤。但是，
留疤并不意味着判了"死刑"。若疤痕色红，说明血液循环丰富，
若采取正确的治疗，它还是有可能转变成正常皮肤的。如中成药
散结丸、小金丹、血府逐瘀丸等，都可在医生指导下选用。

137. 如何防治口周皮炎？

口周皮炎俗称"嘴边疮"，初起表现为口周皮肤发红、痒，患
处生有米粒大小丘疹，或稀疏散在，或集簇成片。日久丘疹上可
有水疱、脓疱，其色黄白，周边绕以红晕，自觉灼热。

中医认为此病系过食肥甘炙煿，脾胃内蕴湿热，郁久化火，
火邪熏蒸所致。

那么如何防治嘴边疮呢？首先预防十分重要，忌食辛辣、油
腻、酒类食品，忌用含氟的皮质类固醇激素乳剂外涂。内用药疗

法、外用药疗法、单验方疗法联合应用则可起到较好效果，以下对其综合治疗做简要的阐述：

（1）内治法：调理脾胃，清热除湿法。药用：黄芩 10g，黄连 6g，厚朴 10g，苍术 10g，陈皮 10g，六一散 12g（包煎），连翘 12g。水煎服，每日 1 剂。

（2）外治法：①外搽 5% 硫黄霜，早晚各一次；②外用硅霜，早晚各一次。

（3）验方：黄连 10g，紫草 5g，芝麻油 100ml，文火煎枯去渣，存油外搽。

138. 哪些因素能引起鼻子变红？

一提起"红鼻子"，大家立刻就会想到酒渣鼻，想到螨虫感染，那么导致红鼻子的罪魁祸首真是螨虫吗？事实上螨虫在正常人中也存在，并且在经硫黄软膏治疗后酒渣鼻好转而螨虫并未减少，可见螨虫并非唯一的致病因素。目前酒渣鼻病因不十分明确，可能与以下几种因素有关：

（1）饮食与胃肠道功能紊乱：消化不良、便秘、腹泻、胆囊疾病史及刺激性食物如酒、浓茶、咖啡、可可等饮料，可能为促进本病发生与发展的影响因素。

（2）精神因素：情绪紧张、神经过敏、忧郁、疲劳等都可以加重酒渣鼻损害。

（3）气候：寒冷与其他气候变化造成血管损害，真皮结缔组织纤维变性，造成真皮乳头下静脉丛被动扩张，导致血液淤滞。

（4）其他：本病好发于绝经期妇女，而男性则在青春期较多，可能与内分泌改变有一定的关系。有人在损害的表皮与真皮连接处发现免疫球蛋白沉积的占 70%，而无皮肤损害处占 30%，患者的白细胞吞噬活性明显降低，可使其经常发生化脓性球菌感染。因此，本病还可能与免疫因素有关。

139. 汗疱疹是怎样形成的？

许多中青年人发现随着夏季来临，手足不仅容易出汗，而且还经常见到水疱、脱屑，这是由汗疱疹造成的。过去认为汗疱疹系汗管闭塞、汗腺导管裂、汗液潴留所致。目前则认为汗疱疹是一种皮肤湿疹样反应，汗疱疹没有明显的小汗腺受侵及汗液潴留现象。在水疱形成早期，汗腺导管并不受影响，或位于水疱的一侧，或从两个邻近水疱的表皮间隔中穿过，仅在表皮间隔发生坏死后，汗腺导管才破入水疱中。因此水疱中可以继发汗液潴留，使汗疱疹的症状加重；反之，减少掌跖出汗，有利于症状的缓解。

此外，精神因素如精神紧张、过度疲劳、情绪抑郁等，常为发病的重要因素；其他如便秘、胃肠功能紊乱等，亦可能与本病的发生有关；也可能是真菌活动性感染的发疹性反应；接触刺激物品、细菌、食物、药物过敏、个人体质等也可与本病的发生有关。

140. 哪些疾病引起手足起疱、脱屑？

手足起疱可见于许多疾病，只有明确诊断、对症下药才能起到良好的治疗效果，那么哪些疾病可引起手足起疱呢？

（1）汗疱疹：皮疹好发于掌跖，水疱为深在性，集簇成群，对称发生。水疱为针尖大小，愈后蜕皮，春季多见，常伴有掌跖多汗，病程有自限性，反复发作。

（2）水疱型手癣：早期常单侧发生。初发时为局限性水疱，逐渐扩大、融合、脱屑，边界清楚，起病急，多夏天发生冬天消失。自觉剧痒，患者多为成人，儿童很少感染，真菌检查阳性。皮损以指、趾缝中更为多见。

（3）接触性皮炎：有接触刺激物或致敏物的病史。损害为红斑、丘疹、水疱，其边界和接触物质相一致而且比较清楚，在水肿性红斑的基础上伴有大小不等的水疱。自觉瘙痒或有烧灼感。

（4）手部湿疹：好发年龄为 30～50 岁，多为病程较长的慢性顽固性湿疹。易发生于手掌大小鱼际和掌心手背，亦可侵及腕部和手指。手掌皮疹为水疱，脱屑，可合并皲裂，常对称发生，边界多不清楚。手背部湿疹常见水疱、红斑和鳞屑同时存在。

（5）掌跖脓疱病：损害为掌跖部起水疱、脓疱，周围有红斑，约小米至绿豆大小；5～7 日后脓疱干涸，结痂，不断出现新疹，反复发作，掌跖皮肤增厚、角化、脱屑，伴不同程度的瘙痒。本病慢性病程，可迁延数年或十余年，发病多在 30～50 岁，疱液细菌和真菌培养均为阴性。

141. "鬼剃头"是怎么回事？

有些青年人在无任何征兆的情况下骤然发生局限性圆形或椭圆形斑状脱发，直径 1～2cm 或者更大，如损害增大，数目增多，可互相融合成大小不等、形状不规则的斑片，俗称"鬼剃头"。此病可能因高级神经中枢功能障碍，引起皮质下中枢及自主神经功能失调，使毛乳头血管痉挛，毛发营养障碍而导致脱发，如遭受强烈的精神刺激、过度疲劳等，可突然发病或加重病情。对有过敏背景的斑秃，则可能是一种自体免疫性疾病，除真皮有血管炎和血管周围炎外，其毛囊血管分支亦有血管炎表现，血管被破坏，造成血管网减少，血量供应不足，致使毛发脱失。经免疫学研究，这种斑秃可出现抗甲状腺抗体、抗肾上腺细胞抗体、抗胃壁细胞抗体等，而无抗毛囊抗体，故认为是一种自体免疫性血管炎性秃发。目前还不能肯定该病就是自身免疫性疾病。但因可伴发自身免疫性疾病，使用皮质激素治疗暂时有效等，至少提示在某些病例中可能包含自身免疫因素。此外，内分泌障碍、病灶感染、肠道寄生虫等，也可能为致病因素。

中医认为本病系青年之人血热内盛，复由心绪烦躁，七情不遂，郁久化火，火热内蕴，热盛生风，"风动叶落"，毛发因之秃落。所以青少年患本病，多为内热所致，其治疗亦应以清热凉血，祛风生发之剂。切不可妄服补药。否则越补越热，越热则发越落。精神情绪变化是本病的重要原因之一，这点中西医是一致的。在日常生活中应保持情绪稳定，保证充足的睡眠，可以防止因精神刺激、疲劳过度引起的"鬼剃头"。

142. 如何治疗秃发？

在临床上秃发的类型是很多的，它包括早秃（寻常性秃发、家族性秃发和男子型秃发）、先天性秃发、中毒性和生理性秃发（休止期秃发、生长期秃发）、内分泌引起的弥漫性秃发（斑秃、损伤性秃发、黏蛋白性秃发、脂溢性秃发、瘢痕性秃发、假性斑秃、毛囊炎性秃发、小斑片性秃发）等。

在这许多类型当中只有斑秃和包括早老性脱发在内的脂溢性脱发能够采用外治疗法进行治疗。引起这两大类秃发的原因很多，所以即使能采用外治疗法，要想真正奏效也必须针对内因治疗。

外治疗法包括物理疗法如局部按摩、紫外线照射、音频电疗、共鸣火花疗法；药物外擦患处如鲜生姜、醋拌生半夏、补骨脂酊、斑蝥酊、辣椒酊、芥子酊、复方雷锁辛液及脂溢洗方等。外治法的原则都是刺激皮肤充血，改善血液循环，促进毛发生长。

对于其他类型的秃发如先天性秃发、假性秃发、瘢痕性秃发、损伤性秃发等凡因毛囊周血管网消失、毛囊发生不可逆萎缩或消失的秃发患者，外治疗法是无效的；而早秃中的寻常性秃发、家族性秃发及男子型秃发等与男性激素过多有关的秃发最忌讳的是对患病部位进行摩擦和药物刺激，采用外治疗法只能加重病情的发展。

143. 甲纵裂是怎么回事？

甲纵裂是甲病的一种，患者甲板纵向开裂，有些甲质正常，有些则发生薄甲或脆甲，常见于拇指，也见于其他指，纵裂方向为自前向后。有时纵裂前宽后窄呈楔形，有的纵裂与甲纵纹或甲纵嵴同时存在。

引起甲纵裂的原因很多，大致可分为三种情况：

（1）由指外伤引起。

（2）由于长期接触水及潮湿与干燥交替环境。

（3）由系统性疾病引起或某些皮肤病后继发。系统性疾病如内分泌障碍、雷诺病、肝病、贫血、维生素缺乏症、高山病、糖尿病、血液循环障碍等慢性消耗性疾病。皮肤病如硬皮病、先天性梅毒、斑秃、银屑病、扁平苔藓等。

144. 匙状甲是怎样形成的？

指甲呈勺状是一种甲病的临床表现形态，西医称其为匙状甲或甲凹陷症，中医则称其为反甲或陷甲。此病多为后天性疾病，临床表现为初起甲板萎缩变薄，中央凹下，边缘翘起，其形如勺，可放置水滴于其上而不外流，质脆易裂，少则一二指（趾）甲，多则全甲皆凹陷呈勺状。

本病诱因很多，主要见于低血红蛋白（缺铁）、缺氧、维生素缺乏、甲状腺功能亢进、冠心病、风湿热、某些病菌感染（如梅毒、真菌、伤寒菌等）的疾病和职业性强酸强碱及石油生产者。中医认为该病或因情志不调，肝气横逆，脉络瘀阻导致甲失所养；或因先天禀赋素弱、肝肾亏损、精血不足导致甲失所养，因而致病。

治疗此病主要是治疗原发性疾病以根除病因并辅以口服维生素（A、D、B_{12}）及胱氨酸；外用保护性硼酸软膏，疗程一般需2～3个月。

145. 哪些疾病易引起甲剥离？

甲剥离症与勺状甲、甲纵裂、甲横裂及脆甲症等同属于甲营养不良症，其临床症状为：甲游离端的甲板与甲床逐渐向甲根方向分离，一般不超过甲板前半段，剥离部分甲下形成空洞，极易堆积污物，形成感染源，可诱发甲沟炎等疾病。开始剥离时，甲板硬度增加，但表面尚光滑，随着空气及污染物进入空隙，可导致甲板变黄而失去光泽。此病可侵犯一甲或数甲，较少波及全部甲。

甲剥离症可由多种原因引起，较少有先天遗传性疾病，多为后天性的外伤或疾病引起或伴发的。引起甲剥离的疾病，在内科多见于外周神经障碍、低蛋白血症、维生素缺乏症、多汗症、黄甲综合征、迟发性皮肤卟啉症等。在皮肤病中梅毒、银屑病、湿疹、皮炎、扁平苔藓、硬皮病、真菌感染、雷诺病、斑秃等均可伴发此症。外伤中如轻度损伤、职业性长期接触性损伤（如手工洗衣、浴室工作、炊事工作、造纸及制革工作、长期接触肥皂水或其他刺激性化学药物）。

对症治疗也是从治疗有关病因入手，剪去剥脱部分空甲，每日在患处涂擦一些消毒及抗真菌感染的药物以防止感染。

中医认为甲剥离症多由肝气不调、血虚失养而致。根据"肝主筋，其华在爪"的理论，治宜疏肝理气，荣润爪甲。可选用加味逍遥丸化裁。

146. 甲变色有何临床意义？

中医认为，甲的色泽变化与人体脏腑及气血变化有关。如病在卫分，甲色变化不明显；病在气分，甲多红赤；病在营分，甲多紫红；病在血分，甲多紫黑；气滞血瘀，甲色青紫或紫暗；气虚失血，则甲色苍白；气虚气陷，则甲色淡白；津亏血燥，则甲板干燥无华。

中医认为，人的脏腑在甲上是有其相应部位的，如甲前部代表上焦心肺，中部代表中焦脾胃，根部代表下焦的肾，而两侧则代表肝胆。脏腑的变化，会在甲板和甲床上反映出来，观察这些相应部位的色泽变化，可以了解其脏腑的内在状况，而对于重病、久病患者则显得尤为重要。

中医认为观察甲颜色的变化将有助于病因的探查，如病人系由风邪为患，甲色多淡红或青紫；如病人系由寒邪为患，甲色多苍白、紫暗；如病人系由火热为患，则甲色多红赤、红绛；如病人系由湿邪为患，则甲色污黄、浑浊；如病人系由燥邪为患，则甲板干枯不泽；如病人系虫邪为患，则甲板可发生白斑、黄斑。

西医在临床上发现，甲变色常伴发一些疾病。如白甲，无论是点状、条纹状、部分白甲或完全白甲，常由于外伤、真菌感染和系统性疾病引起，或遗传性疾病、肾病、麻风、肝硬化等并发；黑甲，可由于甲下出血、血栓、坏死、铅中毒、恶性黑素瘤、特发性出血性肉瘤等引起；黄甲，多见于厚甲、黄癣菌所致，糖尿病、梅毒、黄疸、甲下出血以及接触雷琐辛、蒽林、驱虫豆素也会引起黄甲，而黄甲综合征则由于甲变黄作为其特征而命名的；绿甲，多见于绿脓杆菌感染；褐甲，多见于汞中毒、炎症后色素沉着、黑棘皮病、阿狄森病乃至浸泡高锰酸钾液后；蓝甲，常出现在甲下出血、银沉着病等患者中。

综上所述，不难看出，甲变色是可预示人体健康程度的。

皮肤肿瘤

147. 老年疣是一种什么疾病？

老年疣又称脂溢性角化病、基底细胞乳头瘤，是一种良性表皮性肿瘤。

本病好发于面部，特别是颞部，其次是手背、躯干和上肢，但也可发生于体表任何部位。皮损为小而扁平、境界清楚的斑丘疹，为淡褐色或深褐色，表面光滑或呈乳头瘤样改变，上覆油腻性鳞屑或痂，触之较粗糙，将鳞屑剥去可再生。色素沉着非常显著。陈旧性损害的颜色变异性很大，可呈正常皮色至黑色。毛囊角栓是本病的重要特征之一，在皮疹上清晰可见。病程通常缓慢，损害向周围扩大，可融合成片。无自愈倾向。损害突然发生并迅速增多者，应注意是否并发内脏肿瘤。本病极少发生恶变，一般不需治疗。

148. 什么是汗管瘤？易与哪些疾病混淆？

汗管瘤是一种痣样肿瘤，有家族性，临床表现有一定特点，但有时易与扁平疣、毛发上皮瘤多发型和睑黄瘤相混淆。下面介绍汗管瘤与后两种疾病的鉴别要点。

毛发上皮瘤的临床特点为多发、对称、正常肤色的小结节或丘疹，好发于面部的鼻唇沟，开始见于儿童或青年，有家族发病倾向。皮疹持续存在无变化，可慢慢发生新疹。汗管瘤主要发生于眼周围，可并发于颈部、胸背，通常皮损较少，大小一致，为肤色、淡棕黑色至棕黑色，皮损较毛发上皮瘤要小。有时这两种病可并发。

睑黄瘤是一种常见的黄瘤病，是代谢障碍性皮肤病。皮疹为浅黄至橘黄色。

149. 皮赘是怎么回事？

皮赘通常分为多发性和孤立性两种：

（1）多发性：好发于面部、颈项、腋窝，损害为绿豆至樱桃大小、光滑柔软的有蒂赘生物，直径多在 1 ～ 2mm，表面可有沟纹，为正常肤色、浅黄或深红色，一般无自觉症状。

（2）孤立性：好发于躯干下部，如腹股沟、女性外阴等处。损害一般为单个，有蒂，呈息肉样突起，颜色同多发性皮赘。

皮赘的病理组织显示，其主要变化是由表皮所包围的真皮结缔组织组成。结缔组织疏松水肿，含有许多毛细血管。

本病在临床较多见，但需要与软痣和神经纤维瘤区分。软痣与本病在外观上很难区分，但病理检查可区分；神经纤维瘤为先天性多发性赘瘤，大小不等，数目多，性质柔软，触之有空囊感，伴有色素斑。

皮赘一般不会恶变，小者可用水晶膏、祛疣糊腐蚀，大者用电凝固破坏其基底部即可，液态酚或三氯醋酸点灼亦可。

150. 日光角化病有何特征？

日光角化病大多发生于经常暴晒于日光下的中老年人群，是长期日光暴露所引起的一种癌前病变。此外电离辐射、热辐射、沥青及煤焦油产物等均可引发本病。男性较女性发病率高。以面部、下唇、手背、前臂、头部秃发处多见。皮损为红到淡褐色或灰白色圆形、不规则形角化性丘疹，境界清楚，表面附干燥粘连性鳞屑，厚薄不等，不易剥离，周围红晕，偶见皮损角化明显，呈疣状，形成皮角。皮损大小 > 0.5cm，多发性，亦有单发者，无自觉症状或轻痒。皮损发生部位多有明显的日光损伤，表现为干燥、皱缩、萎缩和毛细血管扩张，常伴老年性雀斑样痣。约20%的患者发展为鳞癌，通常不转移。单一或皮损少者，可应用液氮冷冻、电烧灼、激光等治疗，多发性或大面积损害，局部应用0.1% 维 A 酸霜、1% ~ 5% 氟尿嘧啶软膏或溶液。

151. 瘢痕疙瘩能手术切除吗？

瘢痕疙瘩多数呈蟹足爪状，影响美观，对于瘢痕体质的人，应尽量避免不必要的外科手术，对于瘢痕疙瘩不要随意手术切除，以免手术后愈合瘢痕更大。对于挛缩性畸形或关节功能受障碍等必须切除者，手术后注射醋酸氢化可的松或去炎松，或再配合放射治疗；对直径小于 5 厘米的，可用液氮冷冻；如果瘢痕疙瘩不超过半年的，只用 X 线照射就可以有效。

152. 色素痣需要治疗吗？

色素痣又称为痣细胞痣或痣，是黑色素细胞痣的一种。色素痣是胚胎发育过程中，黑色素细胞由神经嵴向表皮移动过程中出现异常聚集而形成的。

色素痣临床表现为表面平整或乳头瘤样增生的斑片、丘疹，棕色、黑色或正常皮色，部分表面有毛。小的色素痣直径数毫米到 1 厘米，称为痣或黑子；大的色素痣直径超过 20 厘米，称为巨大黑色素细胞痣。一般色素痣于 3 ~ 4 岁时出现，逐渐增多、增大，青春期达到高峰，其后颜色逐渐变浅。根据痣细胞从浅到深分布位置不同，分为交界痣、皮内痣、混合痣三种类型。

色素痣一般不需治疗，发生在掌跖、腰围、腋窝、腹股沟和肩部等易摩擦或受伤部位的色素痣可考虑手术切除。有恶变倾向者应及早切除，同时做组织病理检查。

153. 黑痣恶变有何特征？

恶性黑色素瘤是发生在皮肤的色素性肿瘤，它既能由表皮基底层内的黑素细胞增生而来，又能在原先存在的黑痣基础上恶变而成。研究认为，恶性黑色素瘤虽有较高的死亡率，但若能及时发现，及时治疗，其 5 年生存率可达 90% ~ 95%。所以，针对其发生的两条途径，作好预防工作，将黑痣的恶变消灭于萌发阶段，将大大降低恶性黑色素瘤的发生。黑痣恶变早期的特征表现如下：

（1）颜色：原本单一的色彩上，增加了红色、白色、蓝色等新颜色，杂乱的颜色是恶变的强烈信号。

（2）边缘：由光滑整齐，演变成参差不齐的锯齿状。

（3）表面：不光滑，变得粗糙，并伴有鳞形或片状脱屑，有时有渗液或渗血，高出皮面。

（4）病灶周围皮肤：出现水肿或丧失原有皮肤光泽或变白色、灰色。

（5）感觉异常：局部常发痒、灼痛或压痛。

对于黑痣恶变早期出现的上述特征，一经发现，就应引起足够的重视，应尽早求医问治，切不可随意挤、抠。

154. 如何预防皮肤癌？

预防皮肤癌的发生，首要一点就是在日常生活、工作中，尽量避免长期接触有害的化学物品如沥青、焦油、砷化物、苯并芘等，这些化学物质都有较强的致癌性。对于因工作需要，必须长期接触有害化学品的工人，尤其要有良好的劳动保护。同时，我们也要自觉保护好我们的生活环境，不要随意点燃轮胎、沥青、塑料、电线皮等物质。第二，防止长时间的皮肤暴晒。医学家发现紫外线照射可诱发皮肤癌，长期工作在阳光下的农民、渔民、野外工作者较室内工作者发生皮肤癌的概率要大很多。所以在户外工作、游玩时可涂些防晒霜之类的物品。第三，要注意电离辐射，这主要是针对放射工作者而言。第四，患有光化性角化病、着色性干皮病等癌前病变者，应尽早进行治疗，争取将皮肤癌扼杀于萌芽之时。最后，要加强锻炼身体，提高身体素质，如中医所云："正气存内，邪不可干。"

二十

性传播疾病

155. 什么是性传播疾病？

性传播疾病（Sexually Transmitted Disease，STD）也称性病，是一组主要由性传播和类似性行为以及间接接触而感染的传染性疾病。这组疾病包括梅毒、淋病、软下疳、性病淋巴肉芽肿和腹股沟肉芽肿五种经典性病，以及其他如尖锐湿疣、生殖道沙眼衣原体感染、生殖器疱疹、阴道毛滴虫病、细菌性阴道病、艾滋病等 20 多种可通过性接触传播的感染性疾病。

我国规定的性病监测病种包括淋病、梅毒、生殖道沙眼衣原体感染、尖锐湿疣、生殖器疱疹和艾滋病等。

156. 性病的传染途径有哪些？

性病均由各种病原体引起。这些病原体存在于患者的体内及某些分泌物中。性交是性传播疾病的主要传染途径，当健康人与患者性交时，病原体可以通过生殖器皮肤黏膜的轻度擦伤处侵入人体，如淋病、梅毒，或者通过性交时身体的密切接触而传染，如疥疮、传染性软疣、阴虱等。其他性行为如口 - 生殖器接触、口 - 肛门接触、生殖器 - 肛门接触都是传播途径，如男性同性恋的艾滋病和肠道感染。部分性传播疾病的病原体，也可以通过间接的途径传播，如通过病人污染的毛巾、内衣裤、卧具、浴盆、马桶等传播的淋病、疥疮和滴虫病。还可以通过输血或血液制品、注射针头等传播，如艾滋病。一些性传播疾病还可以在妊娠或分娩的过程中，感染给新生儿或胎儿，如胎传梅毒、新生儿淋菌性结膜炎、新生儿疱疹感染。

157. 哪些人易患性病？

性病的传播，不仅是个医学问题，而且与社会制度、个人背景（经济收入及文化教育层次）、风俗、性卫生宣教也有相当大的关系。据调查表明，卖淫嫖娼者、有多个性伴侣者、吸毒者患性传播性疾病的比例很高。尤其是卖淫嫖娼者，由于他（她）们频繁地交换性伴，剧烈频繁的性器官接触，为互相感染性病创造了有利的条件。一些与外籍人员接触甚多的年轻人容易受到西方"性解放"思想的影响，也容易染上性病。当然对于那些长期得不到性满足的出差在外者、晚婚者以及精神上孤独、压抑、心理变态者、独身者或同性恋者，性病的发病率也很高。近年来，由于淫秽音像制品在社会上的流传，毒害着青少年，随之带来的初始性生活年龄的提前，也使得他们患性病的风险大大增加。因此，如何切断性病传播途径，加强性卫生宣教，减少性病易患者，是当前亟待解决的问题。

158. 性病对人类有哪些危害？

性病的危害极大，它不仅危害个人，还给家庭、下一代及社会带来极为严重的影响。

（1）危害个人健康：得了性病后首先危害的是患者本人，如梅毒不仅可累及皮肤与黏膜，还可侵犯全身所有脏器，如果心血管与神经系统受累，则可危及生命。男性患了淋病若不及时治疗，可并发附睾炎而致男性永久性不育。艾滋病死亡率高。

（2）危害家庭：患者得了性病后，通过性生活可传染给配偶，不仅影响了配偶的健康，而且伤害了配偶的感情，动摇了婚姻的稳定基石；另外，通过与分泌物的间接接触，如马桶、浴缸、毛巾等可再传染给家属，后果更不堪设想。

（3）危害社会：性病的蔓延不仅败坏了社会风气，而且给国家经济造成了很大的浪费，更严重的是，整个民族的繁荣与昌盛将受到挑战。

（4）危害下一代：孕妇若受到艾滋病病毒、梅毒螺旋体、衣原体、支原体等的感染后，可通过胎盘进一步感染胎儿，导致流产、早产、死产及先天性畸形。即使是宫内健康的婴儿，在出生时也不能幸免于难，因为患有淋病、尖锐湿疣的母亲在分娩时可将传染性极强的阴道分泌物带给婴儿，造成新生儿淋菌性眼炎或尖锐湿疣的发生。

159. 一旦得了性病怎么办？

（1）人一旦得了性病，大多有一种特殊的心态，那就是对自己的隐私保密，想方设法秘密治疗，但这种想法是绝对错误的。因为正是那些"祖传秘方，包治包好"的江湖郎中利用患者不敢暴露病情，不敢往外声张的弱点，花言巧语骗取患者的信任，其实他们什么实验室条件都没有，自己也稀里糊涂，就凭着伶牙俐齿，察言观色，信口胡诌，将未患性病者，说成染上了梅毒、淋病，并以假药敲诈性病患者的钱财，甚至以毒药坑害患者，造成患者在经济上、肉体上、精神上的极大损失。故劝告患者一旦患病，不要随便投医，以免延误病情，害己害人。

（2）一旦患病，自己千万勿乱用药。因为性病是专科病，它有一套特殊的诊断、治疗的技术和方法，有时并不是一般的抗生素可以奏效的。性病的诊断，有的时候需要找到活的病原体，如果在没有明确之前，就盲目治疗，往往会影响化验结果，掩盖性病的典型症状和体征，从而给明确诊断造成困难，致使延误治疗。

（3）患病后不能讳疾忌医，应及时到正规医院的性病门诊去看病。同时向医生介绍真实的病史与病情，并通过全面的性病化验，相信一定能得到明确的诊断。然后，医生会对症下药，使患者得到正规的治疗。当然，医生会为患者保密，此乃医生的职业道德。

（4）当知道自己得了性病时，无论性伴侣是否有泌尿系统的不适表现，一定要动员他（她）去医院诊治，以便及早发现，及早治疗，避免交叉感染。

（5）要适当休息，按时用药。

（6）注意清洁卫生与消毒隔离。

（7）患病期间避免同房、结婚、生育。

160. 为什么得了性病要全面检查？

性病是一种隐蔽性很强的传染病，其传染源往往是那些娼妓、嫖客或是多个性伴侣的性乱者、吸毒者，他（她）们频繁地交换性对象，对所患疾病又讳莫如深，日积月累、又不能及时得到治疗，导致在生殖道的病变及分泌物中隐藏了多种性病病原体，通过性交或类似性行为不断地将多种病原体传播给对方，导致了对方多种性病病原体的混合感染（或多重感染），如淋球菌所致的淋病往往合并衣原体所致的非淋菌性尿道炎；同时淋病与非淋菌性尿道炎持续存在，造成了生殖器部位的温暖潮湿的环境，诱发或加速尖锐湿疣的生长，使得尖锐湿疣迁延不愈；生殖器溃疡（梅毒螺旋体所致的硬下疳、杜克雷嗜血杆菌所致的软下疳、生殖器疱疹所致的溃疡）的存在能明显增加患艾滋病的风险。因此，一个人由于不洁性生活而染上了某种性病，一定要进行全面彻底的检查，以排除多种性病混合感染的存在，及早发现淋球菌、艾滋病病毒等的携带者，及早发现潜伏梅毒的存在，做到及早的诊断、及时的治疗，不仅可挽回本人及时治疗的机会，而且也控制了传染源的进一步扩散。

161. 为什么性病患者的配偶也要及时接受检查？

夫妇一方一旦出现尿道或阴道的异常分泌物，如颜色改变、分泌物量明显增多、尿痛、排尿困难、外阴部起皮疹等，应立即停止性生活，及时到医院去检查。若被诊断为某种性病，对于发病的一方尤其是男方，应以大局为重，从爱护配偶的角度出发，有技巧地做好配偶的思想工作。即使配偶无任何不适感觉，也要动员其前往医院及时接受检查，千万不能因为"不好交代，有碍面子"等顾虑，对配偶守口如瓶。这样下来，反而延误配偶病情，害人害己，悔恨终身，若未生育，还可危害到下一代。而且若一方经过检查和治疗彻底治愈，而配偶未经检查与治疗，那么配偶作为隐匿的传染源，反而会通过性交或类似性行为又将该种性病传给治愈的一方，造成了夫妻双方所患的性病恶性循环，永远"不断根"。

配偶通过检查化验，若被诊断为同样的疾病，应同样接受治疗，若查出的结果在正常范围，也不能掉以轻心，因为各种性病感染后，都有长短不一的潜伏期，如淋病需要 3 ~ 5 日发病；梅毒潜伏期在 3 ~ 4 周，而所检测的血清抗体出现的时间更晚；尖锐湿疣需 3 ~ 8 个月才能出现新生物。因此，即使一时无症状或无异常发现也不能说明未染病，配偶应该定期随访，待医生允许，方可恢复性生活。

162. 性病在症状消失后为什么还会复发？

大部分性病如淋病、梅毒、非淋菌性尿道炎、尖锐湿疣等，一旦明确诊断，治疗还是容易的，经过及时治疗可以在短期内，有的可在一两天内症状消失或明显减轻。此时，有些患者误以为痊愈，而不再继续治疗，也有的患者只接受了一次治疗，不遵医嘱而不再复诊，这是对自己很不负责的表现。因为症状消失不等于彻底治愈，如淋病、梅毒、非淋菌性尿道炎的痊愈，应该根据化验结果来证实，凡未经化验者都有复发或成为病原体携带者的可能，因此，在症状消失后，应遵医嘱，按时复诊化验。如淋病及非淋菌性尿道炎应该在症状消失后，进行淋菌、衣原体或支原体的检验，确定为阴性方可认为痊愈。对于梅毒则在治疗后定期进行血清反应素的滴度检测，以判断病情的变化。对于尖锐湿疣则应由医生在临床检查后，确定治愈与否，并且应该定期随访以确定是否复发。由此可见，治疗性病不是一蹴而就的，应该定期复诊，以求彻底痊愈。当然我们也不主张那些性病恐怖症患者在性病体检及化验完全正常的情况下，仍反复四处就诊，进行无休止的化验，既浪费精力又浪费财力。

163. 性病会影响生育吗？

人类生育的最佳年龄是在 20 ~ 35 岁之间，此阶段是性发育成熟和功能的活跃期，而性病也最易发生在这段年龄，此病可严重地影响患者的生育能力。

当前，我国性病发病率最高的是淋病，淋球菌可以侵犯男性生殖器官如附睾、输精管和女性输卵管。这些生殖器官被感染后，由于炎症反应可使管壁堵塞，精子或卵子不能通过，而造成永久性不育。

非淋菌性尿道炎的病原体侵入子宫和输卵管，引起盆腔炎，最终导致输卵管瘢痕性阻塞。同样此病原体也能侵犯睾丸和附睾，造成男性不育。影响生育的另一种性病是梅毒，患有活动性梅毒的妇女不孕率高达 23% ~ 45%。患有梅毒的孕妇，梅毒螺旋体可通过胎盘感染胎儿，同时胎盘内发生多发性小动脉炎，形成梗塞，胎盘组织坏死，胎儿不能获得营养，发生流产、早产或死产。即使足月分娩的婴儿，约有 57% 的死婴，侥幸存活的梅毒婴，死亡率也很高。患生殖器疱疹的妇女，也会导致不育，此病孕妇常易发生早产、流产，感染此病的新生儿 60% ~ 70% 可因此而死亡。引起生殖器疣的病毒对胎儿最大危害之一是导致流产，被感染的新生儿可导致死亡。

164. 孕妇得了性病要不要流产？

孕妇一旦在分娩前发现得了性病，则应该全面检查，若是梅毒和淋病，经过正规的治疗是可以治愈的，不必流产。但在孕妇治疗梅毒、淋病时勿选用对胎儿有害的药物如四环素等；若是生殖器疱疹，应定期做产前检查，一旦确定胎儿感染生殖器疱疹病，可根据孕妇的意愿作出是否终止妊娠的决定。若孕妇得了尖锐湿疣，可以不流产，但一定要及早治疗，同时，不要用足叶草毒素酊治疗，因为本品有致畸作用。分娩时，最好采用剖宫产，而不要经产道生产。若孕妇患的是艾滋病，因艾滋病病毒可以垂直传播给胎儿，造成母婴都不幸，故应终止妊娠。

165. 性病如果不及时治疗会不会癌变？

性病属于感染性疾病范畴，一般不会引起癌变。但是有些性传播疾病如某些特殊类型的尖锐湿疣、女性生殖器疱疹等与某些恶性肿瘤常明显相关。现研究表明，布列瘤（巨大尖锐湿疣）与癌有关，大约15%的阴茎癌、5%的女阴癌及相当多的肛门癌是在长期存在尖锐湿疣的基础上发生的，这种转化一般要经过较长的潜伏期（5～40年）。近年来的研究还发现患有生殖器疱疹的妇女宫颈癌的发病率也增高。

另外，腹股沟肉芽肿、性病性淋巴肉芽肿、艾滋病也可以继发恶性肿瘤的形成。多年迁延不愈的腹股沟肉芽肿患者可因免疫力降低而使皮损有时演变成鳞癌；部分性病性淋巴肉芽肿患者由于长期的直肠狭窄，使得肛门外周的皮肤继发癌变；部分艾滋病患者可出现少见的恶性肿瘤，如卡波西肉瘤最多发。

166. 淋病的传播途径有哪些？

淋病是由淋病奈瑟菌引起的泌尿生殖器官黏膜的急性或慢性炎症，其分泌物从尿道流出并呈淋沥状，故名淋病。淋病主要通过性交传染，也可以通过污染的衣裤被褥、寝具、毛巾、浴盆、马桶圈和手等间接传染，幼女常通过间接途径受传染，也有极少数幼女受性虐待而被感染。新生儿淋菌性结膜炎多在通过母体产道时受传染。妊娠期妇女淋病患者，可引起羊膜腔内感染，包括胎儿感染。

167. 诊断淋病需要做哪些检查？

（1）涂片检查：取尿道或宫颈分泌物进行革兰氏染色，如在镜下见到多形核白细胞内有革兰氏阴性双球菌，结合临床可以确诊，但阴性并不能排除淋病的诊断。

（2）淋球菌培养：从选择性培养基上分离到形态典型、氧化酶试验阳性的菌落，挑取菌落镜检见到革兰氏阴性双球菌。

（3）有合并症者需做其他相关检查，如前列腺液涂片和培养、妇科检查等。

168. 淋病常用的治疗方法有哪些？

（1）淋菌性尿道炎、宫颈炎、直肠炎：头孢曲松 250mg，单次肌内注射；或大观霉素 2g（宫颈炎 4g），单次肌内注射；或头孢噻肟 1g，单次肌内注射。

（2）儿童淋病：应禁用喹诺酮类药物，年龄小于 8 岁者禁用四环素类药物。体重大于 45 公斤儿童按成人方案治疗，体重小于 45 公斤儿童按如下方案治疗：头孢曲松 125mg，单次肌内注射；或大观霉素 40mg/kg，单次肌内注射。

（3）淋菌性眼炎：①新生儿：头孢曲松 25 ~ 50mg/kg（总量不超过 125mg），每日 1 次肌内注射，连续 7 日；或大观霉素 40mg/kg，每日 1 次肌内注射，连续 7 日。②成人：头孢曲松 250mg，每日 1 次肌内注射，连续 7 日；或大观霉素 2g，每日 1 次肌内注射，连续 7 日。

（4）淋菌性咽炎：头孢曲松 250mg，单剂肌内注射；或头孢噻肟 1g，单剂肌内注射。大观霉素对淋菌性咽炎的疗效差，不推荐使用。

（5）有并发症的淋病：头孢曲松 250mg，每日 1 次肌内注射，连续 10 日；或大观霉素 2g，每日 1 次肌内注射，连续 10 日。

（6）播散性淋病：头孢曲松 1.0g，每日 1 次肌内注射或静脉滴注，连续 10 日上；或大观霉素 2.0g，每日 2 次肌内注射，连续 10 日以上。

（7）对症治疗：淋菌性眼炎同时应用生理盐水冲洗眼部，每小时 1 次。冲洗后用 1% 硝酸银或 0.5% ～ 1% 红霉素眼药水滴眼。

治疗结束后 2 周内，在无性接触史情况下符合如下标准为治愈：①症状和体征全部消失，②在治疗结束后 4 ～ 7 天淋球菌涂片和培养阴性。

169. 淋病用药注意事项有哪些？

（1）应早期诊断，早期治疗。

（2）遵循及时、足量、规则用药的原则，根据不同的病情采用相应的治疗方案，若治疗不合理或延误治疗时机，进入慢性期，产生合并症或播散性淋病，就难以达到彻底治愈。

（3）儿童、孕妇及肝肾功能障碍者用药时应注意查明药物的禁忌证，避免误服。

170. 非淋菌性泌尿生殖道炎有哪些主要症状？

本病的临床特点有慢性和非典型性倾向，潜伏期 1 ～ 3 周。男性可有尿道刺痒，烧灼感和排尿疼痛，少数有尿频、排尿困难，尿道口轻度红肿，少量稀薄黏液性至黏液脓性分泌物。部分患者无症状。治疗不当或未治疗，可有并发症，常见的有急性附睾炎、亚急性及慢性前列腺炎和尿道狭窄，表现为尿道炎和并发症共存；极少数伴发 Reiter 综合征，表现有尿道炎、关节炎、角膜炎、结膜炎和皮疹。女性可有白带增多，下腹痛，宫颈水肿或糜烂，宫颈口黄色黏液脓性分泌物等，尿道受累可有尿道灼热或尿频，尿道口充血、微红，挤压常有分泌物溢出。部分患者无症状。女性并发症有子宫内膜炎、输卵管炎和继发不育，也可有前庭大腺炎、阴道炎、盆腔炎、肛周炎、异常妊娠。新生儿感染可引起结膜炎或肺炎。

171. 非淋菌性尿道炎常用的治疗方法有哪些？

本病一般采用敏感抗生素口服用药治疗。成人尿道炎（黏液脓性宫颈炎）可用阿奇霉素 1.0g，单剂量口服；多西环素 0.1g，每日 2 次口服，连续 7 ～ 14 天；米诺环素 0.1g，每日 2 次口服，连续 7 ～ 14 天；红霉素 0.5g，每日 4 次口服，连续 7 ～ 14 天。妊娠期妇女、婴幼儿、8 岁以下儿童用红霉素治疗，儿童用量每日 50mg/kg，分 4 次口服，连续 7 ～ 14 天。对有并发症的患者，视病情适当延长治疗时间。疗程结束 1 周后进行分泌物等的随访复查，以确定治疗的有效性及有没有重复感染。

172. 孕妇感染衣原体和支原体有什么危害？

对于孕妇来说，感染衣原体和支原体是十分危险的，妊娠高血压综合征、羊水过多、早产、胎膜早破、绒毛膜炎和子宫内膜炎是人型支原体和解脲支原体感染的孕妇最常见的合并症。孕妇感染以后，胎儿可能发生围生期感染，子宫内感染的患儿先天性心脏病的发生率和围生期病死率都显著升高，支原体引起的胎儿畸形的原因是由于支原体使细胞染色体发生了不可逆的变化。

173. 何谓尖锐湿疣？

尖锐湿疣又称生殖器疣、性病疣，它是由人乳头瘤病毒 HPV 6 型、11 型、16 型、18 型感染而引起的皮肤病，主要发生于生殖器、肛周等处，好发年龄在 16 ~ 35 岁。

尖锐湿疣的潜伏期长短不一，一般为 1 ~ 8 个月，平均 3 个月。处于潜伏期者，病毒潜伏于人体，也有传染性，同样是传染源。尖锐湿疣的传播途径有：①直接性接触传播，约占 70%，病期平均在 3 个半月时传染性最强。②母婴传染：婴幼儿尖锐湿疣或喉乳头瘤病和儿童尖锐湿疣，可能是分娩过程中胎儿经过感染 HPV 的产道或出生后与母亲密切接触而传染的。③间接接触传染：通过日常生活用品如内裤、浴盆、浴巾传染，极其少见。

尖锐湿疣男性好发于冠状沟、龟头、包皮、系带、尿道口，少见于阴茎体部，同性恋者可发生于肛周及直肠；女性好发于大小阴唇、阴蒂、肛周、宫颈和阴道，偶见于腋窝、脐窝、乳房等处，尤其易发生于慢性淋病、白带多及包皮过长者。初起为细小淡红色丘疹，后逐渐增大增多，表面凹凸不平，湿润柔软，呈乳头样，或菜花样突起，红色或污灰色，且易发生糜烂渗液，易出血，一般无明显痒感及痛感。

流行病学资料表明，尖锐湿疣与生殖器癌之间有着密切关联。有报道 5%～10% 的外阴、宫颈、肛周的尖锐湿疣，经过一段时期后可出现间变和发展为原位癌或浸润癌，许多实验研究也进一步表明，HPV、尖锐湿疣和生殖器癌三者之间存在着因果关系。

174. 尖锐湿疣易与哪些疾病混淆？

（1）生殖器鳞状细胞癌：多见于 40 岁以上患者，无不洁性交史。损害浸润明显，质坚硬，易出血，常形成溃疡，组织病理学检查显示由不同比例的正常鳞状细胞和间变鳞状细胞构成的瘤团。

（2）阴茎珍珠样丘疹：属正常生理性变异，成年人 24% 有生理性变异。无自觉症状，其发生与性生活无关，表现为沿龟头冠状沟有排列整齐、大小一致的珍珠样丘疹。

（3）女阴假性湿疣：主要发生于小阴唇内侧和阴道前庭，对称分布形如鱼卵状或绒毛状，排列规则，部分细长。

（4）扁平湿疣：为二期梅毒皮疹，基底宽、无蒂、外观扁平，表面潮湿、光滑，梅毒血清反应阳性。

（5）生殖器鲍温样丘疹病：较少见，主要与人乳头瘤病毒 16 型感染有关，表现为生殖器部位多发性红色小丘疹，直径 2～10 毫米，临床上很像尖锐湿疣，但组织学上类似鲍温病改变。

175. 尖锐湿疣常用哪些方法治疗？

目前尖锐湿疣治疗主要以外治为主，内治为辅。外治有药物治疗、冷冻治疗、激光、微波手术等，可根据皮损大小、多少、生长部位选用激光、冷冻、电烧灼治疗或手术切除，以上方法可与全身或皮损内注射干扰素联合应用，部分小而局限的皮损可通过局部用药治疗，可供选择的有 0.5% 足叶草毒素，外用，每日 2 次，连用 3 天，重复疗程需间隔 4 天；20% 的足叶草酯酊外用，每周 1 ～ 2 次，注意保护周围皮肤和黏膜，擦药 2 ～ 4 小时后洗去；3% 酞丁安霜，每日外擦 1 ～ 2 次；33% 的三氯醋酸，外用；5% 的 5- 氟尿嘧啶软膏外擦，每日 2 次至皮损消退。需要注意的是，本病容易复发，发现复发要及时给予复治。外用药使用时，注意保护周围正常组织，足叶草毒素、足叶草酯酊有致畸作用，孕妇及婴儿禁用。

妊娠期患尖锐湿疣，有复发或加重倾向，且生长较快，治疗上，外用药物及其他疗法，需注意药物的毒副作用及因疼痛而发生流产。分娩时一般应剖宫产，以免经阴道分娩时造成母婴传播。

176. 梅毒是怎么得的？

梅毒是由梅毒螺旋体感染引起的一种慢性经典的性传播疾病。梅毒螺旋体也称苍白螺旋体，由 6 ～ 12 个整齐均匀的螺旋构成。在暗视野显微镜下观察，螺旋体有三种特征性的运动方式：①依靠自己的长轴旋转，向前、后移动；②依靠伸缩螺旋间的距离而前进；③蛇样爬行。

梅毒螺旋体是厌氧微生物，在体外不易生存。一般消毒剂如 1∶1000 苯酚、升汞、苯扎溴铵、酒精等均可于短时间内将其杀死。梅毒螺旋体耐寒不耐热，在 41 ～ 42℃时可生存 1 ～ 2 小时，在 48℃仅半小时即失去感染力，在 100℃立即死亡。但是在 0℃时，梅毒螺旋体可生存 48 小时。梅毒螺旋体对干燥极为敏感，在干燥环境中可迅速死亡，但在潮湿的器具或湿毛巾中，可生存数小时。

梅毒患者是唯一的传染源。未经治疗的患者在感染后 1 年内最具传染性，随病期延长，传染性越来越小，病期超过 4 年者，性接触一般无传染性。梅毒的传播途径主要有：

（1）性接触：是最主要的传染方式，占 95% 以上。主要通过性交由破损处传染，亦可通过干燥的皮肤和完整的黏膜而侵入。

（2）垂直传播：患有梅毒的孕妇通过胎盘血行传染给胎儿，可引起流产、早产、死产或胎传梅毒。

（3）输血：梅毒可以经血传播，故输血可以传染梅毒。

（4）少数可因为接吻、哺乳或接触被梅毒患者污染的器物等而被感染。

177. 一期梅毒有哪些主要症状？

主要症状为硬下疳，通常在螺旋体侵入人体后 1 周～2 个月，平均 3 周后，在受侵局部出现硬下疳，其特点是初起为单个暗红色斑丘疹或丘疹，逐渐增大，很快表面形成糜烂面，并演变为浅溃疡。典型硬下疳，直径 1～2cm 大小，圆形或类圆形，略高出皮面，皮面呈肉红色糜烂面，其底清洁呈细颗粒状，有少量浆液性分泌物，内含大量梅毒螺旋体。皮损境界边缘清楚，触之有软骨样硬度，无疼痛及触痛，数目常为单个，偶可为 2～3 个。损害绝大多数发生于生殖器，男性多发于阴茎包皮、冠状沟、龟头或系带部，有些发生于尿道内、阴茎干或其基底部、阴囊上；女性则最多见于阴唇，亦可见于阴唇系带、尿道、舌、扁桃体、乳房、肛门等部位，硬下疳未经治疗 2～6 周可自行痊愈，遗留轻度萎缩性瘢痕、色素沉着或无瘢痕。

感染后数小时梅毒螺旋体即沿淋巴管到达淋巴结内繁殖。1～2 周后附近淋巴结即开始肿大，以腹股沟淋巴结最多见，称梅毒性横痃。其特点为淋巴结较硬，彼此不融合，不化脓，表面无红肿、热痛。穿刺淋巴结检查，梅毒螺旋体常为阳性。淋巴结肿大消退速度较硬下疳缓慢。

178. 二期梅毒有哪些主要症状？

系一期梅毒未治疗或治疗不规范，梅毒螺旋体由淋巴系统进入血液内大量繁殖播散而出现的症状，可侵犯皮肤、黏膜、骨、内脏、心血管及神经系统。常见有流感样全身症状及全身淋巴结肿大，继之出现以皮疹为主的临床表现，骨、内脏、眼及神经系统症状较轻或少见。

皮肤损害为二期梅毒的主要表现，其形态多种多样，可有斑疹、斑丘疹、脓疮疹（少见）等而类似很多皮肤病，但也可有以下一些特点，具有共同性而有助于临床诊断，即皮损广泛对称，疏散而融合，发展和消退均缓慢，客观症状明显主观症状轻微；皮疹常呈铜红色，好发于掌跖；常伴有黏膜、毛皮、骨损害，梅毒血清反应阳性。

179. 三期梅毒有哪些主要症状？

早期梅毒未经治疗或治疗不充分，经一定潜伏期，通常为 2～4 年后，约有三分之一的患者发生三期梅毒，除皮肤黏膜、骨出现梅毒损害外，尚可侵犯内脏，特别是心血管及中枢系统，危及生命。三期梅毒的共同特点为损害数目少，破坏症状轻微；损害内梅毒螺旋体很少，传染性小或无；梅毒血清反应阳性率低。

180. 诊断梅毒需要做哪些检查？

（1）暗视野显微镜检查：可在皮肤黏膜损害或淋巴结穿刺液中找到梅毒螺旋体。

（2）梅毒血清试验：根据所用抗原不同，梅毒血清试验分为以下两大类：

①非梅毒螺旋体抗原血清试验：用心磷脂作抗原，测定血清中抗心磷脂抗体（亦称反应素）。目前一般作为筛选和定量试验，观察疗效、复发及再感染。

②梅毒螺旋体抗原血清试验：用活的或死的梅毒螺旋体或者其成分作为抗原，测定抗螺旋体抗体，一般用作证实试验，不用于观察疗效。

（3）分子生物学检测：检测梅毒螺旋体，如用 PCR 检测梅毒螺旋体 DNA，特异性强，敏感性高。

（4）脑脊液检查：用于诊断神经梅毒，包括白细胞计数、检测蛋白质含量、VDRL 试验、PCR 检测等。脑脊液 VDRL 试验是诊断梅毒的可靠依据，结合脑脊液白细胞计数的变化，可诊断活动性神经梅毒并能判断疗效。

181. 梅毒常用的治疗方法有哪些？

（1）早期梅毒（包括一期、二期和早期潜伏梅毒）：

①青霉素：苄星青霉素 G（长效西林）240 万单位，分两侧臀部肌内注射，1 次 / 周，共 2～3 次；或普鲁卡因青霉素 G 80 万单位，1 次 / 日，肌内注射，连续 10～15 日，总量 800 万～1200 万单位。

②对青霉素过敏者：头孢曲松钠 1.0g/d，静脉点滴，连续

10 ～ 15 日；盐酸米诺环素 0.5g，4 次 / 日，口服，连续 15 日；或多西环素 0.1g，2 次 / 日，口服，连续 15 日；或红霉素，用法同盐酸四环素。

（2）晚期梅毒（包括三期皮肤黏膜、骨骼梅毒，晚期潜伏梅毒或不能确定病期的潜伏梅毒）及二期复发梅毒：

①青霉素：苄星青霉素 G 240 万单位，分两侧臀部肌内注射，1 次 / 周，连续 3 周；或普鲁卡因青霉素 G 80 万单位，1 次 / 日，肌内注射，连续 20 日为一疗程。也可根据情况停药，2 周后进行第二个疗程。

②对青霉素过敏者：多西环素 0.1g，2 次 / 日，口服，连续 30 日；或红霉素，用法同多西环素。

（3）心血管梅毒：

应住院治疗，如有心力衰竭，应予以控制后再开始抗梅毒治疗。为避免发生吉海反应，青霉素注射前一天口服泼尼松，每次 10mg，2 次 / 日，连续 3 日。吉海反应是由于使用高效抗梅毒螺旋体药物治疗后，螺旋体迅速死亡释放出大量异种蛋白，引起机体发生急性超敏反应。吉海反应多在用药数小时后发生，患者可出现发热、乏力、呼吸加快、心动过速及皮肤损害或骨膜炎症状加重，一般并不严重，可在 24 小时左右缓解；但在晚期梅毒患者中，偶可引起病灶反应，心血管梅毒患者出现心绞痛、心律不齐，甚至发生主动脉瘤破裂或神经梅毒症状加重。

水剂青霉素 G 首日 10 万单位，1 次 / 日，肌内注射；次日 10 万单位，2 次 / 日，肌内注射；第三日 20 万单位，2 次 / 日，肌内注射；自第四日起用普鲁卡因青霉素 G 80 万单位，1 次 / 日，肌内注射，连续 15 日为一疗程，总剂量 1200 万单位，共两个疗程。对青霉素过敏者，应用多西环素 100mg，2 次 / 日，连续 28 日；或四环素 500mg，4 次 / 日，连续 28 日。

（4）神经梅毒：

应住院治疗。为避免发生吉海反应，可在青霉素注射前一天口服泼尼松，每次 10mg，2 次／日，连续 3 日。水剂青霉素 G，每日 1200 万～2400 万单位，静脉滴注，连续 10～14 日。继以苄星青霉素 G 240 万单位，肌内注射，1 次／周，连续 3 周；或普鲁卡因青霉素 G 240 万单位，1 次／日，肌内注射，同时口服丙磺舒每次 0.5g，4 次／日，共 10～14 日。继以苄星青霉素 G 240 万单位，肌内注射，1 次／周，连续 3 周。对青霉素过敏者，选用盐酸四环素、多西环素或红霉素。

（5）妊娠梅毒：

①根据孕妇梅毒的分期不同，采用相应的青霉素方案进行治疗，用法及用量与同期其他梅毒患者相同（禁服四环素、多西环素），必要时可延长疗程。

②普鲁卡因青霉素 G 80 万单位，1 次／日，肌内注射，连续 10 日。妊娠初 3 个月内注射一疗程，妊娠末 3 个月注射一疗程。

③对青霉素过敏者只选用红霉素治疗，每次 500mg，4 次／日，早期梅毒连服 15 日，二期复发及晚期梅毒连服 30 日。妊娠初 3 个月与妊娠末 3 个月各进行一个疗程。但其所生婴儿应用青霉素补治。

（6）先天梅毒（胎传梅毒）：

①早期先天梅毒（2 岁以内）：a. 脑脊液异常者：水剂青霉素 G 每日 10 万～15 万单位／公斤，在最初 7 日以每次 5 万单位／公斤静脉注射或肌内注射，每 12 小时 1 次，以后每 8 小时 1 次，直至总疗程 10～14 日；或普鲁卡因青霉素 G，肌内注射，每日 1 次，每次 5 万单位／公斤，连续 10～14 天。b. 脑脊液正常者：苄星青霉素 G，一次分两侧臀部注射，每公斤体重 5 万单位。无条件检查脑脊液者，可按脑脊液异常进行治疗。

②晚期先天梅毒（2岁以上）：水剂青霉素 G 每日 20 万～ 30 万单位 / 公斤，静脉注射或肌内注射每 4～6 小时 1 次，连续 10～14 日；或普鲁卡因青霉素 G，肌内注射，每日 1 次，每次 5 万单位 / 公斤，连续 10～14 天为一疗程。对青霉素过敏者可选用红霉素。较大儿童的青霉素用量不应超过成人同期患者的治疗用量。8 岁以下儿童禁用四环素。

182. 梅毒用药注意事项有哪些？

梅毒用药应早期用药，剂量足够，疗程正规。首选青霉素，其优点是疗效高，疗程短，毒性低，且无耐药病例发生。对早期梅毒治疗，如青霉素过敏要用四环素，但孕妇及肾功能不良者禁用。对心血管梅毒和神经梅毒为避免发生吉海反应，在治疗前口服泼尼松每次 10mg，2 次 / 日，连服 3 日，以免发生吉海反应而使病情加剧和死亡，孕妇如青霉素过敏不能用四环素，而应该用红霉素代替。

183. 生殖器疱疹有哪些主要症状？

生殖器疱疹主要由单纯疱疹病毒Ⅱ型（HSV-2）、少数由单纯疱疹病毒Ⅰ型（HSV-1）通过性接触感染。在我国，生殖器疱疹的发病率近年呈上升趋势。本病分原发性、复发性和无症状感染。

（1）原发性生殖器疱疹：潜伏期 3～14 天。临床表现为群簇或散在的红斑、丘疹、小水疱，3～5 天后形成糜烂和溃疡。自觉疼痛，常伴腹股沟淋巴结肿大，可有发热、头痛等全身症状。病程 2～3 周。男性好发于龟头、冠状沟、尿道口、阴茎等处。女性好发于阴唇、阴阜、阴蒂、子宫等处。男性同性恋者可出现肛门直肠 HSV-2 感染，表现为肛门直肠疼痛、便秘、排脓和里急后重，肛周可有疱疹和溃疡，乙状结肠镜检常见直肠下端黏膜充血、出血和小溃疡。

（2）复发性生殖器疱疹：多在原发感染后 1～4 个月内复发。复发性生殖器疱疹的临床表现与原发性生殖器疱疹相似，但腹股沟淋巴结肿大少见，全身症状轻，病程短，一般在 7～10 日自愈。复发前数小时局部常有刺痒或烧灼感等前驱症状。

（3）无症状感染：即亚临床感染。大部分无症状感染并非临床真正无症状，只是皮疹不典型，未能识别而被忽略。由于无症状者的性活动依旧，因而是本病的主要传染源。

（4）孕妇、新生儿 HSV 感染：孕妇感染 HSV-2，可在分娩时传染胎儿，可致流产、早产或死胎。

184. 如何治疗生殖器疱疹？

无症状或亚临床型生殖器单纯疱疹病毒感染无须药物治疗。有症状者的治疗包括全身治疗和局部处理两方面。全身治疗主要是抗病毒治疗和治疗合并感染，局部处理包括清洁创面和防止继发感染。

（1）抗病毒治疗：

①原发性生殖器疱疹：阿昔洛韦 0.2g，口服，5 次 / 日，连服 7～10 日；或伐昔洛韦 0.3g，口服，2 次 / 日，连服 7～10 日；或泛昔洛韦 0.25g，口服，3 次 / 日，连服 7～10 日。

②复发性生殖器疱疹：最好在出现前驱症状或损害 24 小时内开始治疗。阿昔洛韦 0.2g，口服，5 次 / 日，连服 5 日；或泛昔洛韦 0.125～0.25g，口服，3 次 / 日，连服 5 日。

③频繁复发患者（一年复发 6 次以上）或心理负担极重的复

发性生殖器疱疹患者可采用病毒长期抑制疗法。阿昔洛韦 0.4g，口服，2 次 / 日；或伐昔洛韦 0.3g，口服，1 次 / 日；或泛昔洛韦 0.125 ～ 0.25g，口服，2 次 / 日。以上药物均需长期服用，一般服用 4 个月到 1 年。

④严重感染：指原发感染症状严重或皮损广泛者。阿昔洛韦 5 ～ 10mg/kg，静脉点滴，每 8 小时 1 次，用 5 ～ 7 日或直至临床症状消退。

（2）局部治疗：

保持患处清洁、干燥。皮损处可外涂阿昔洛韦或喷昔洛韦软膏、酞酊胺霜等。

185. 软下疳的临床表现是什么？

软下疳是由杜克雷嗜血杆菌引起，表现为急性、多发性、疼痛性生殖器溃疡，伴腹股沟淋巴结肿大、化脓及破溃为特征的一种经典性病。首发为炎性小丘疹，2 ～ 3 天内变成脓疱，迅速形成溃疡。溃疡呈圆形或卵圆形，边缘柔软但不整齐，周围皮肤充血，基底面为血管丰富的肉芽组织，上覆脓性分泌物。病人常感溃疡处疼痛，触之加剧，若继续扩大，往往在其周围出现 2 ～ 5 个成簇的"卫星"溃疡，如不经治疗，病变往往可持续 1 ～ 2 个月，最后愈合形成瘢痕。50% 的病例发生疼痛性腹股沟淋巴结炎，在原发性损害出现后数天至 2 周内（平均为 1 周）发生，多见于男性。淋巴结炎常为单侧，表面皮肤发红，有触痛，约 25% 的病例出现化脓，破溃后流出稠厚的米色脓液，遗留深在的溃疡。

50% 的软下疳患者可发生腹股沟淋巴结炎，也称软下疳横痃。一般出现在原发性损害发生后数日到 3 周，只发生于一侧的腹股沟部，肿大淋巴结柔软，疼痛，表面红肿有波动感。如果不进行治疗，破溃后形成窦道。

由于炎症作用，软下疳可引起阴茎包皮水肿，甚至发生嵌顿性包茎。软下疳所致的阴茎坏死性溃疡，如侵犯尿道可引起尿道感染，出现尿痛、尿急、尿频，晚期形成尿道狭窄。

186. 如何治疗软下疳?

原则上应根据药敏试验结果选用敏感抗生素治疗。

（1）系统药物治疗：可选用阿奇霉素 1.0g 顿服；或红霉素 500mg，每天 4 次，疗程 7 天；也可用头孢曲松 250mg 或大观霉素 2.0g，1 次肌内注射。

（2）外用药物治疗：可选用 0.1% 依沙吖啶溶液、1∶5000 高锰酸钾溶液或 3% 过氧化氢局部清洗，并外用红霉素软膏；肿大淋巴结不可切开引流，应从邻近正常皮肤处潜行进针抽取脓液，也可注入抗生素治疗。

187. 艾滋病是一种什么疾病?

艾滋病的全名是获得性免疫缺陷综合征（AIDS），是 1981 年才被认识的一种新的性传播疾病。1985 年我国发现首例。病原体是人类免疫缺陷病毒（HIV），这种病毒具有极强的迅速变异能力，直接破坏人体的免疫系统，使人的抵抗力逐渐下降，最后完全丧失，引起条件致病菌感染，如念珠菌感染、肺囊虫肺炎、卡波西肉瘤等。它的特点是传播速度快，病死率高，目前尚无治愈该病的方法。故应引起大家的重视。本病的传播途径主要有：

（1）性接触传播：目前已在 HIV 感染者的精液、阴道分泌物、宫颈黏液、唾液、眼泪、肺泡液、脑脊液、尿液中分离出了 HIV，流行病学证明血液和精液可传给下一代。性伴多，婚外性生活次数多，或生殖器黏膜有破损、疱疹、尖锐湿疣或免疫力低下者，感染艾滋病的概率大。

（2）血液传播：包括共用未消毒的注射器、针头，如吸毒，或接受含有艾滋病病毒的血液等。

（3）母婴传播：父母一方或双方感染艾滋病病毒都可使婴儿受感染，通过血液、产道、乳汁传染给下一代。

188. 什么是艾滋病的潜伏期和窗口期？

艾滋病的潜伏期是指从感染 HIV 起，至出现艾滋病症状和体征的时间，儿童平均 12 个月，成人平均 29 个月。个别病人可超过 5 年，最长达 14.2 年，最短仅 6 天。潜伏期病人体内有 HIV，是重要的传染源。艾滋病的窗口期是指从患者感染 HIV 到形成抗体所需要的时间。一般在感染后 5 周左右出现 HIV 抗体阳性，通过输血感染者，出现血清抗体阳性时间为 2 ～ 8 周，性交感染出现血清抗体阳性时间为 2 ～ 3 周。

189. 艾滋病的临床表现如何？

从感染人类免疫缺陷病毒（HIV）到发展为艾滋病，可大致分为急性 HIV 感染、无症状 HIV 感染和艾滋病三个阶段。

（1）急性 HIV 感染：HIV 感染后，30% ～ 70% 的感染者有发热、乏力、咽痛及全身不适症状，类似于上呼吸道感染。少数患者可有头痛、皮疹、脑膜脑炎或急性多发性神经炎。体检可发现颈、枕、腋部淋巴结肿大及肝、脾大。上述症状多在 1 个月内消失。

（2）无症状 HIV 感染：患者无临床症状，仅少数有淋巴结肿大，此阶段短至数月，长至 20 年，平均 8～10 年。

（3）艾滋病期：患者可发热、腹泻、体重下降、全身浅表淋巴结肿大，常合并口腔念珠菌感染、肺孢子虫病、巨细胞病毒感染、疱疹病毒感染、弓形虫病、隐球菌脑膜炎、肺结核、卡波西肉瘤、淋巴瘤等，部分中青年患者可出现痴呆。

HIV 感染的皮肤表现：随着 HIV 感染的进展，90% 的 HIV 感染者/艾滋病患者在患病的过程中可发生皮肤黏膜疾病，皮损分为感染性皮损、非感染性皮损和皮肤肿瘤。

（1）感染性皮肤损害：包括带状疱疹、单纯疱疹、传染性软疣、疣、真菌感染（发生于口咽部的鹅口疮是免疫缺陷患者最早出现的症状）、细菌感染、痤疮等。

（2）非感染性皮肤损害：包括脂溢性皮炎、丘疹性皮损、获得性鱼鳞病、毛发红糠疹、银屑病及其他类型的皮损（如特应性皮炎、光敏性皮炎、玫瑰糠疹、荨麻疹、药疹及多形红斑等）。

（3）皮肤肿瘤：①卡波西肉瘤：皮损开始为粉红色斑疹，长轴与皮纹方向一致，以后颜色变暗，形成淡紫色或棕色的斑疹或斑块，最后变为出血性皮损和结节。常见于躯干、四肢、鼻尖、口腔黏膜等处。②淋巴瘤。③恶性黑色素瘤。④鳞状细胞癌。

190. 如何预防艾滋病？

艾滋病的疫苗目前正在研制中。预防艾滋病主要从三个方面着手：

（1）避免血液感染：不吸毒，不与他人共用一个注射器，不与别人共用牙刷、剃须刀，输血或使用血液制品要经过正规医疗机构检查合格。

（2）避免婚外性行为：如有性病应及时治疗，减少感染的机会。多性伴者尽量使用安全套预防艾滋病。

（3）感染了 HIV 的妇女，尽量不要怀孕、哺乳，多性伴者、静脉吸毒者、性病患者以及医务工作者是感染艾滋病的高危人群，应特别注意。

正常的交往，如与患者同桌吃饭、共用饮水器、洗手间、电话、游泳、握手、拥抱，都不会被传染，被蚊虫叮咬或接触纸币、硬币也不会被传染。

二十一

皮肤科合理用药

191. 皮肤科常用抗组胺药物及其不良反应有哪些？

组胺是与变态反应性皮肤病发病有关的重要炎症介质。抗组胺药通过竞争性结合细胞上的组胺受体，从而抑制组胺引起的毛细血管扩张、血管通透性增加、平滑肌收缩、呼吸道分泌物增加和血压下降等作用，达到治疗变态反应性皮肤病的目的。主要用于治疗荨麻疹、药疹、湿疹、皮肤瘙痒症、慢性单纯性苔藓、虫咬皮炎等，也用于过敏性鼻炎、支气管哮喘。

抗组胺药物依据其对中枢神经系统的抑制效应又有镇静型（第一代）和非镇静型（第二代）之分。第一代抗组胺药主要包括：氯苯那敏（扑尔敏）、苯海拉明、去氯羟嗪、羟嗪（安泰乐）、赛庚啶、酮替芬、多塞平（多虑平）、异丙嗪（非那根）；第二代抗组胺药主要包括氯雷他定、西替利嗪、非索非那定、特非那定、咪唑斯丁、依巴斯丁等。

不良反应：第一代抗组胺药主要不良反应包括嗜睡、头晕、口干等，还可出现胃肠道刺激等症状。第二代抗组胺药应注意药物的相互作用，有时会导致心律失常。

192. 皮肤科常用糖皮质激素及其不良反应有哪些？

糖皮质激素是皮肤科最常用的药物之一。包括系统用药和外用药物：

（1）系统用糖皮质激素，包括：氢化可的松、泼尼松、泼尼松龙、甲泼尼龙、曲安西龙、地塞米松、倍他米松。常用于变应性皮肤病（如药疹、多形红斑、严重急性荨麻疹、接触性皮炎等）、自身免疫性疾病（如系统性红斑狼疮、皮肌炎、大疱性皮肤病、白塞病等）。

糖皮质激素类药物长期服用可出现一系列不良反应，主要有糖尿病，高血压，骨质疏松，白内障，溃疡病且可并发穿孔、出血，诱发感染或使原有感染加重，结核灶复发，精神障碍，低钾血症等，还可出现库欣综合征。因此，使用糖皮质激素一定要严格掌握适应证。

消化性溃疡、严重糖尿病、严重高血压、活动性肺结核病、白内障、青光眼等患者禁忌使用。

（2）外用糖皮质激素类，根据作用强度可分为四类：①弱效类：醋酸氢化可的松、醋酸甲泼尼龙；②中效类：醋酸波尼松龙、醋酸地塞米松、醋酸氟氢可的松、曲安奈德、氟轻松（0.01%）；③强效类：二丙酸倍氯米松、二丙酸倍他米松、氟轻松（0.025%）、哈西奈德（0.025%）；④超强效类：哈西奈德（0.1%）、戊酸倍他米松（0.1%）、双醋二氟松（0.05%）。主要用于治疗各种变态反应性皮肤病、非感染性炎症性皮肤病，如湿疹、皮炎、脂溢性皮炎、银屑病等。

应特别注意长期外用糖皮质激素容易出现的不良反应，包括皮肤变薄萎缩、皮肤机械性变脆、毛细血管扩张、感染和感染扩散、多毛和色素沉着，在面部长期使用可导致酒糟鼻样改变及口周皮炎。使用激素制剂的强度越大，其出现的不良反应就越早、越严重。对于儿童、面部、褶皱部位及皮肤柔嫩部位，不宜使用强效的糖皮质激素制剂。长期大面积使用激素制剂还可因药物吸收入体内而发生全身的不良反应。

193. 皮肤科常用抗真菌药物有哪些？

（1）皮肤科常用内服抗真菌药物可分为丙烯胺类、咪唑类、抗真菌抗生素等几类。

①特比萘芬：是丙烯胺类广谱抗真菌药。口服给药，用于泛发性体股癣、手足癣、甲癣的治疗，也可用于孢子丝菌病等深部真菌病的治疗。成人口服250mg/d，本药主要不良反应为胃肠道不适和皮肤反应，偶见肝损害。

②伊曲康唑：是三唑类广谱抗真菌药，口服用于浅部及深部真菌病的治疗，前者如体股癣、手足癣、甲癣、花斑糠疹等，后者如孢子丝菌病、着色芽生菌病、隐球菌病、系统性念珠菌病等。口服200～400mg/d，少数患者有胃肠道反应，个别出现肝损害。有肝炎史、肝功能异常者慎用。

③氟康唑：是三唑类广谱抗真菌药。既可口服，也可静脉给药。用于浅部及深部真菌病的治疗。本药主要不良反应是轻度胃肠道不适，可出现一过性肝酶升高。成人一般口服剂量为150～200mg/d，重症者200～400mg/d。

④灰黄霉素：口服治疗浅部真菌病，如头癣、泛发性体癣等。口服后主要在十二指肠吸收，在皮肤内以角质层的含量最高。治疗儿童头癣剂量为15～20mg/（kg·d），疗程21～28天。成人

用量为 600 ～ 800mg/d。少数患者有胃肠道不适，个别患者可出现光敏感性皮疹。

⑤制霉菌素：仅用于胃肠道念珠菌感染，成人每次 50 万 U，每天 4 次。混悬液（10 万 U/ml）用于小儿鹅口疮，局部涂布或含漱。软膏（10 万 U/g）用于皮肤念珠菌病。制霉菌素栓剂用于治疗念珠菌性阴道炎。

⑥两性霉素 B：属多烯类抗真菌药。用于各种深部真菌感染，如系统性念珠菌病、隐球菌病等，需静脉滴注给药。本药不良反应多见且严重，一定要在医师指导下使用。

（2）皮肤科外用抗真菌药物包括：1% 特比萘芬、3% ～ 10% 水杨酸、2% 咪康唑、2% 联苯苄唑、1% 环吡酮胺等，具有抑制或杀死真菌的作用。

194. 口服维 A 酸类药物有哪些注意事项？

维 A 酸又称视黄酸，是维生素 A 的衍生物。迄今已合成了三代维 A 酸类药物。第一代主要有全反和 13- 顺维 A 酸；第二代为单芳香维 A 酸；第三代为多芳香维 A 酸，如芳维酸。

维 A 酸可治疗多种皮肤病，如结节性和囊肿性痤疮、鱼鳞病、毛发红糠疹、掌跖角化、毛囊角化病、银屑病、光线性角化症、黏膜白斑、鲍温病和蕈样肉芽肿等。

口服维 A 酸类药物的不良反应有口唇黏膜干燥、脱屑。血脂升高，多发生在治疗后 2 ～ 3 个月，其中以 13- 顺维 A 酸更明显。此外可有胃肠不适、头痛、肝功能异常等。

维 A 酸类药物具有致畸作用，因此不能用于育龄妇女及孕妇。使用 13- 顺维 A 酸者停药后 3 个月以上方可怀孕，而使用芳香维 A 酸者停药半年以上方能怀孕。应用前需排除妊娠，肝功能不全、高血脂者应慎用。儿童慎用。

195. 皮肤科常用的免疫抑制剂有哪些？

免疫抑制剂在皮肤科领域的应用日益广泛。常用的包括烷化剂环磷酰胺，抗代谢药甲氨蝶呤、硫唑嘌呤、氟尿嘧啶，以及抗生素类的环孢素 A 和他克莫司。这些药物常用于大疱性皮肤病、红斑狼疮和皮肌炎的治疗，可单独应用，但多与糖皮质激素合用。长期使用免疫抑制剂也可发生不少毒副作用，除常见的胃肠反应外，还可导致机体抵抗力降低，诱发感染、骨髓抑制、肝损害、致畸、诱发肿瘤等，应注意采取相应的监测措施。

196. 皮肤科常用外用药物有哪些剂型？

（1）粉剂：粉混合物是非常缓和的外用药物，有干燥、保护、收敛等作用。适用于无渗出的皮肤疾病。常用的有滑石粉、氧化锌粉和炉甘石粉等。

（2）溶液：是药物的水溶液，有清洁、散热、消炎等作用。主要用于湿敷。适用于有渗出的皮肤疾病。

（3）酊剂及醑剂：是不同浓度的乙醇浸制生药或溶解化学药品而制成的溶液。有清凉、止痒的作用，或因所含药物不同而起不同的作用。

（4）洗剂：又称振荡剂，粉悬浮于液体中，粉与液体的混合物形成振荡剂，用前应充分振荡混匀。有散热、干燥、消炎、止痒的作用。适用于无渗出的皮肤疾病。

（5）油剂：粉与油脂按比例混合形成油剂，粉的总量不超过20%。如不溶性主药占 30% ~ 50%，与油混合制成的黏稠糊状药膏称为油糊。适用于渗出不多的急性皮炎和湿疹。

（6）乳剂：为油和水经乳化而成。最重要的是三种乳剂：①水包油型（O/W，雪花膏型）；②油包水型（W/O，冷霜型）；③油包水包油型（O/W/O）。霜剂的渗透性较好，又便于清洗，是目前最为常用的剂型。适用于亚急性和慢性皮肤损害，还有保护、润泽皮肤的作用。

（7）软膏：药物与油脂性基质如凡士林、羊毛脂混合而成，有保护、湿润、软化作用。适用于亚急性和慢性皮肤疾病。

（8）糊膏：油脂中加入 25% ～ 50% 的粉末制成糊膏，有收敛作用。

（9）硬膏：一种黏柔、带韧性的固体制剂。也可以为有活性药物的糊剂涂于布质或纸质表背材料上形成一层薄膜，贴于皮肤上受体温作用后变软。黏着力强，简便清洁。

（10）凝胶：凝胶是含有聚乙二醇、丙二醇和纤维素等制成的半固体制剂，局部涂后形成一层薄膜，覆盖用药部位，利于药物的吸收。

197. 皮肤科常用外用药物有哪些？

皮肤科常用外用药物按其性能可分为以下数种，其中各种药物的浓度应按疾病的种类、皮损情况和使用方法有所不同。

类别	主要作用	药名举例
清洁剂	清除皮损上的渗出物、鳞屑、结痂及残留药物等	2% ～ 4% 硼酸液、生理盐水
消毒防腐剂	杀灭病原微生物或抑制其生长	70% 乙醇、碘酊、甲紫、过氧乙酸

类别	主要作用	药名举例
保护剂	具有润滑、收敛等作用，以保护皮肤，减少外来刺激	滑石粉、氧化锌、植物油、炉甘石
止痒剂	通过对皮肤表面的麻醉作用和清凉作用而减轻痒感、止痒	3%～5%苯唑卡因、1.0%～2.0%樟脑、0.5%～2.0%薄荷脑
抗菌剂	抑制或杀灭细菌。应选择不常内用、不易致敏的抗菌药物	2%氯霉素、2%莫匹罗星、1%诺氟沙星、杆菌肽和多黏菌素B
抗真菌剂	抑制或杀死真菌	1%特比萘芬、3%～10%水杨酸、2%咪康唑、2%联苯苄唑、1%环吡酮胺
抗病毒剂	抑制或中止病毒复制	1%～2%阿昔洛韦、0.05%～0.1%碘苷、0.5%酞丁安
抗寄生虫剂	杀灭寄生虫如疥螨、虱子、蠕形螨等	5%～10%硫黄、1%丙体六六六、50%百部酊、10%优力肤
抗变态反应剂	抗过敏、抗炎及止痒等	1%～2%氢化可的松、0.05%～0.1%曲安西龙（去炎松）、5%乙氧苯柳胺、5%多塞平
角质松解剂	促使过度角化的角质层细胞松解、脱落	10%水杨酸、20%～40%尿素、0.025%～0.1%维A酸
角质促成剂	促进表皮正常角化，使角质层恢复正常	3%水杨酸、5%～10%黑豆馏油
收敛剂及止汗剂	能凝固蛋白质、减少创面渗出、收敛、消炎、抑制汗腺分泌	5%醋酸铝、0.5%硫酸铜、0.3%硝酸银
腐蚀剂	有腐蚀作用，以去除肉芽组织及赘生物	30%～50%三氯乙酸、纯硝酸银、纯苯酚、5%～10%氢氧化钾
遮光剂	能减少紫外线进入表皮而具有防晒作用	5%二氧化钛、10%氧化锌、5%～10%对氨基苯甲酸
脱色剂	能减轻色素沉着	3%氢醌、20%壬二酸
糖皮质激素	抗炎、止痒、抗增生	根据轻度分为4类

198. 如何合理外用糖皮质激素类药物?

长期或者大面积使用激素,或者激素使用不当,均可能出现不良反应,主要包括局部不良反应和因药物吸收而引起的全身不良反应。

局部不良反应:如激素性潮红、毛细血管扩张、色素异常、皮肤萎缩、光敏感、外用激素的成瘾性和依赖性、烧灼感或刺痛感等。

全身不良反应:主要由药物经皮吸收所引起。主要包括:血糖升高、水钠潴留、生长抑制、免疫抑制、骨骼脱钙、股骨头无菌性坏死、原有皮肤病的反弹和加重等。

外用糖皮质激素治疗时应注意:

1. 严格掌握适应证和禁忌证

(1) 适应证:①对以下皮肤病的疗效优良:神经性皮炎、湿疹、肛门瘙痒症、接触性皮炎、过敏性皮炎、虫咬皮炎等。②对以下皮肤病的疗效较好:斑秃进展期、瘢痕疙瘩、扁平苔藓、银屑病、结节性痒疹、白癜风进行期、皮肤淀粉样变性等。③对以下皮肤病的疗效不确切:玫瑰糠疹、环状红斑、慢性荨麻疹等。

(2) 禁忌证:皮肤细菌感染是绝对禁忌证;皮肤癣病、疥疮、疱疹等是相对禁忌证,不宜采用。

2. 按照患者的年龄、性别,疾病情况、部位,药物的效果等确定使用的制剂品种。

(1) 遵照医嘱,不可随意增加使用次数和用量。

(2) 权衡疗效和安全性,尽量避免不良反应。

199. 激素类药膏能抹面部吗?

由于糖皮质激素具有很强的抗炎、抗过敏、免疫抑制、抗增生等作用，所以临床上以糖皮质激素制成的外用软膏、霜剂在皮肤科应用相当广泛。但是激素在治疗的同时也有很多不良反应，有的患者对此并不十分了解，随便滥抹激素药膏，往往会适得其反，加重病情。如颜面部常见的脂溢性皮炎、酒渣鼻、痤疮等皮肤病，患者未经求医就自行涂抹药膏，开始因激素的抗炎和免疫抑制作用，病情暂时得以掩盖。一旦停药，病情又很快加重，甚至形成越坏越抹、越抹越坏的恶性循环，形成所谓的"激素皮炎"，给医务人员的治疗带来很大的困难。

　　长期大量外抹激素药膏，在皱襞部及面部会引起皮肤萎缩、毛细血管扩张、萎缩纹、色素沉着、紫癜、瘀斑、伤口愈合缓慢、多毛症、痤疮样或酒渣鼻样皮疹，甚至真菌和细菌继发感染等。一般来说，效价越强的激素，副作用越强，在使用时宜常更换品种，不能在固定部位久用。目前临床上常用的激素效价由弱到强依次是：氢化可的松、醋酸地塞米松、醋酸氟氢可的松、丙酸倍氯米松、倍他米松、氟轻松、氯氟舒松等。效价较强的激素药膏一般不宜在颜面部使用，患者更不可自己随便在脸上乱抹激素药膏。

200. 优力肤（克罗米通）用药过程中有哪些注意事项？

　　优力肤又名克罗米通，作用于疥虫的神经系统，使疥虫麻痹而死亡。此外，本药尚有轻微的局麻作用而可止痒。在使用过程中，应注意对本品过敏者禁用。本品不能大面积用于婴儿及低龄儿童的皮肤。避免接触眼睛及其他黏膜部位（如口、鼻等）。该药应放在儿童不能接触的地方，儿童必须在成人监护下使用。急性炎症性、糜烂或渗出性皮损处禁止使用。